がん先進医療 NAVIGATOR
がん治療研究の最前線

編集 先進医療フォーラム

日本医学出版

巻 頭 文

　この度先進医療フォーラムの編集による「がん先進医療NAVIGATOR―治療研究の最前線―」が日本医学出版から刊行されることとなった。校正原稿を拝読するとわが国で計画または実施中の最先端のがん治療法が簡潔に紹介されている。対象とされているがんは胃がんが4論文，肺がん3，乳がん，卵巣がん各々2，成人T細胞白血病，中枢悪性リンパ腫，前立腺がん1となっており，胃がんと肺がんの治療に関するものが全体の半分を占めている。紹介された治療法は計画段階のものから第Ⅱ相段階にいたっているものまでさまざまであるが，いずれ本誌の題名が示す如く斬新な内容のものとなっている。治療法としてはパクリタキセルの腹腔内投与によるがんの腹膜播種の有効性に関するものが多く，対象としては胃がん，乳がんがあげられている。その他S-1内服の有効性に関する論文が3編あり，その中胃がんに対するものが2編，乳がんに対するものが1編である。S-1内服はもっぱら胃がんに有効と認識していたので乳がんに対するS-1内服療法に関する論文は私にとって驚きであった。最近私の知人が膵がんに罹患され，S-1内服によって軽快されたことを知り，S-1の有効性に関する治療は今後わが国で積極的に推進されるべきと考えられている。

　本書では免疫療法についても，ワクチン，NKT細胞，$\gamma\delta$T細胞を使った治療などが紹介されている。免疫療法に関しては最近，PD-1抗体，PD-L1抗体によるT細胞の抗腫瘍性の増強の臨床的有用性が大きな話題になっていることから考えても，本書で紹介されている免疫療法はいずれもその将来性は明るいと考える。その他本書ではラジオ熱波を使った治療法が早期乳がんの治療，腹腔鏡下肝切除に用いられることも紹介されている。この技術も工学技術の医療応用として注目される。最後に早期胃がんの患者に対する腹腔鏡下センチネルリンパ節生検も本書内で述べられていることを紹介したい。

　本書の著者の方々はいずれもわが国のがん治療をリードされておられる方々であり，正しく日本のがん治療の今後の方向性を示す本であるといっても過言ではないであろう。

平成27年3月

日本医学会長　髙久　史麿

監修の言葉―がんの先進医療

　がん医療の進歩はめざましく，かつては不治や難治とされたがんについても新規薬物療法や集学的治療法により長期生存が期待できるようになりつつある。さらなる治療成績の向上のためには，さまざまな先端医療技術の開発が不可欠である。一方で，医療技術の進歩とともに患者のニーズは多様化している。わが国では薬事法の承認や適用のない新医療技術を治験以外で受けると，保険診療部分も含めて医療費の全額自己負担が原則である。こうした背景において，平成16年の厚生労働大臣と内閣府特命担当大臣（規制改革，産業再生機構）との「基本的合意」に基づき，保険給付の対象に至らない先進的な医療技術の将来的な保険導入への可能性を見極めるための評価療養として一定の条件を満たせば，保険診療との併用を可能とする「先進医療制度」が発足した。先進医療制度は区分や名称の変更があったが，平成24年10月以降は先進医療A（第2項先進医療）と先進医療B（第3項先進医療）に区分されている。

　先進医療Bの対象は「①未承認もしくは適応外の医薬品，医療機器の使用を伴う医療技術，②未承認・適応外使用を伴わない医療技術であっても安全性，有効性の観点から実施環境や技術の効果などについて特に重点的な観察・評価を要するもの」とされている。想定される医療技術は，がん免疫療法，臓器（組織）移植，幹細胞を用いる技術，遺伝子・ウイルス操作を用いる技術，ロボットを用いる技術などである。先進医療での評価を終えた技術は，公知申請や治験につなげて薬事法の承認を目指すこととなる。先進医療Bは平成27年2月1日現在で48種類の技術が実施されている。先進医療制度は，わが国の医療技術の開発において評価療養として確実に定着しつつあり，さらなる活用と審査の迅速化が期待される。

　本書は，先進医療B制度を用いて実施されているがん臨床試験について，先進医療技術の背景，プロトコールの概要，症例登録や中間解析結果などの進捗状況と将来の課題を実施医療機関の担当者が分かりやすく解説するガイドブックとして企画した。本書が多くの医療関係者や一般の読者にとって，わが国のがん治療研究の最前線をご理解いただく一助になれば幸いである。

平成27年3月

国立がん研究センター理事長・総長　　堀田　知光

執筆者一覧

[監修]

堀田　知光　　国立がん研究センター　理事長・総長

[編集]

藤原　康弘　　国立がん研究センター中央病院　執行役員/企画戦略局長

[執筆者]

北山　丈二	東京大学大学院医学系研究科腫瘍外科学　准教授
藤原　恵一	埼玉医科大学国際医療センター婦人科腫瘍科　教授
小寺　泰弘	名古屋大学大学院医学系研究科消化器外科学　教授
石黒　　洋	京都大学大学院医学研究科標的治療腫瘍学　特定准教授
戸井　雅和	京都大学大学院医学研究科乳腺外科学　教授
山本　信之	和歌山県立医科大学内科学第三　教授
釼持　広知	静岡県立静岡がんセンター呼吸器内科
鈴木　栄治	京都大学大学院医学研究科乳腺外科学　助教
塚崎　邦弘	国立がんセンター東病院血液腫瘍科　科長
竹内　裕也	慶応義塾大学医学部一般・消化器外科　准教授
島田　理子	慶応義塾大学医学部一般・消化器外科　助教
北川　雄光	慶応義塾大学医学部一般・消化器外科　教授
西川　　亮	埼玉医科大学国際医療センター脳神経外科
今野　元博	近畿大学医学部外科/近畿大学医学部附属病院がんセンター　准教授
野口　正典	久留米大学先端癌治療研究センター臨床研究部門　教授
本橋新一郎	千葉大学大学院医学研究院免疫細胞医学　教授
中島　　淳	東京大学大学院医学系研究科外科学専攻臓器病態外科学呼吸器外科　教授
木下　貴之	国立がん研究センター中央病院乳腺外科　科長
若林　　剛	岩手医科大学外科学講座　教授/上尾中央総合病院外科

（執筆順・敬称略）

目 次

巻頭文（髙久　史麿）
監修の言葉　がんの先進医療（堀田　知光）

がん治療研究の最前線

薬物療法

1. 腹膜播種を伴う進行胃がんに対する，パクリタキセル腹腔内・静脈内併用投与並びに
S-1 内服併用療法（北山丈二）……………………………………………………………………… 1
2. 進行卵巣，卵管，原発性腹膜がんに対する，パクリタキセル静脈内投与及び
カルボプラチン腹腔内投与の併用療法（藤原恵一）……………………………………………… 4
3. 再発卵巣がん，卵管がん又は原発性腹膜がんに対するパクリタキセル静脈内投与，
カルボプラチン静脈内投与及びベバシズマブ静脈内投与の併用療法並びに
ベバシズマブ静脈内投与による維持療法（藤原恵一）…………………………………………… 8
4. パクリタキセル腹腔内反復投与療法　胃切除後の進行胃がん（小寺泰弘）…………………… 11
5. 術後のホルモン療法及び S-1 内服投与の併用療法（石黒　洋・戸井雅和）…………………… 14
6. ペメトレキセド静脈内投与及びシスプラチン静脈内投与の併用療法（山本信之・釼持広知）…… 17
7. 術前のホルモン療法及びゾレドロン酸投与の併用療法（戸井雅和・鈴木栄治）……………… 20
8. インターフェロン α 皮下投与及びジドブジン経口投与の併用療法　成人 T 細胞白血病リンパ腫
（症候を有するくすぶり型または予後不良因子を有さない慢性型のものに限る）（塚崎邦弘）…… 23
9. 腹腔鏡下センチネルリンパ節生検　早期胃がん（竹内裕也・島田　理子・北川雄光）……… 27
10. S-1 内服投与，オキサリプラチン静脈内投与及びパクリタキセル腹腔内投与の併用療法
―腹膜播種を伴う初発の胃がん―（北山丈二）…………………………………………………… 30
11. 初発中枢神経系原発悪性リンパ腫に対する照射前大量メトトレキサート療法後の
テモゾロミド併用放射線治療＋テモゾロミド維持療法（西川　亮）…………………………… 33
12. 術前の TS-1 内服投与，パクリタキセル静脈内及び腹腔内投与並びに術後のパクリタキセル
静脈内投与及び腹腔内投与の併用療法　根治切除が可能な漿膜浸潤を伴う胃がん
（洗浄細胞診により，がん細胞の存在が認められないものに限る）（今野元博）……………… 36

細胞療法・免疫療法

1. 十二種類の腫瘍抗原ペプチドによるテーラーメイドのがんワクチン療法
   ホルモン不応性再燃前立腺がん（野口正典）·········· 39
2. NKT細胞を用いた免疫療法（肺がん）（本橋新一郎）·········· 42
3. ゾレドロン酸誘導γδT細胞を用いた免疫療法　非小細胞肺がん（中島　淳）·········· 44

医療機器

1. 経皮的乳がんラジオ波熱焼灼療法―早期乳がん（木下貴之）·········· 47
2. ラジオ波焼灼システムを用いた腹腔鏡下肝切除（若林　剛）·········· 52

先進医療の各技術の概要

1. 先進医療の概要·········· 55
2. 先進医療の各技術の概要·········· 57
3. 先進医療を実施している医療機関一覧·········· 75

※今回の企画は2014年8月1日現在で実施されている先進医療を紹介しています。

腹膜播種を伴う進行胃がんに対する，パクリタキセル腹腔内・静脈内併用投与並びに S-1 内服併用療法

東京大学大学院医学系研究科腫瘍外科学　准教授　北山　丈二

背　景

　腹膜播種はがんが腹腔内に散布される形で転移する病態で，消化器がんや卵巣がんにおける転移再発様式の中でも頻度が高く，患者予後を規定する重要な因子である。なかでも「スキルス胃がん」は高頻度に腹膜播種を起こす難治がんとして知られている。近年の化学療法の進歩により，消化器がんの治療成績は格段に向上した。しかし，腹膜播種の治療に関しては未だに信頼性の高い臨床成績が報告されておらず，標準となる治療方針に関してもコンセンサスが得られていないのが現状である。

　一般に，血管内から全身投与された抗がん剤は，腹膜表面に存在する病変への移行率がきわめて低く，播種に対する効果を発揮するには至らないと考えられている。パクリタキセルは脂溶性で分子量が大きいため，腹腔内投与後には緩徐に吸収されるため，経静脈投与後と比べて高い腹水中濃度が長時間維持されるという薬理学的特性を持つ[1,2]。また，腹腔内投与後の血中濃度の上昇は軽微であるため，他の全身化学療法と安全に併用可能である。欧米では，卵巣がんの腹膜播種に対するパクリタキセル腹腔内投与が全身化学療法との併用により安全かつ有効であることが確認され[3,4]，推奨治療となっている。

　腹膜播種は胃がん患者の予後を規定する重大な因子であるが，一般には進行再発胃がんに対する標準治療である S-1＋シスプラチン併用療法が行われている。しかし，S-1＋シスプラチン治療の播種に対する治療効果は十分ではなく，腎毒性予防のための水分負荷がQOLの悪化につながることもしばしば経験するため，より有効な治療法の確立が急務であると考えられる。我々は，腹膜播種を伴う胃がんを対象として，皮下留置型腹腔内アクセスポート（図1）を利用して腹腔内に反復して抗がん剤を投与する方法を開発し，S-1＋パクリタキセル経静脈投与に腹腔内投与を併用する治療レジメンを作成，第Ⅰ相試験にて腹腔内推奨投与量を決定した[5]。このプロトコールにて第Ⅱ相試験を実施，全体の1年全生存率78％，奏効率56％という良好な成績を得た[6]。しかし，本邦では，パクリタキセルの腹腔内投与は保険収載されていないため，保険診療として実施することはできない。そこで，先進医療制度下にて本治療法の有用性を検証中である。

経過と現状

1）第Ⅱ相試験

　2009年，先進医療（当時は高度医療と呼称）に申請し，厚生労働省の示唆に従い，播種症例を肉眼的腹膜播種陽性症例と腹腔洗浄細胞診陽性症例に対象を分けて第Ⅱ相試験を実施した。治療プロトコールは，21日を1コースとし，S-1は基準量（80mg/m^2）を14日間内服し，7日間休薬する。パクリタキセルは第1，8日目に50mg/m^{2}を経静脈投与，20mg/m^{2}を腹腔内投与する方法で，肉眼的腹膜播種陽性35例の1年生存率77.1％という前回の結果とほぼ同等の成績が得られた（図2）[7]。腹腔洗浄細胞診陽性症例については現在症例集積中である。

2）第Ⅲ相試験（Phoenix-GC Trial）

　この結果に基づき，2011年10月より先進医療評価

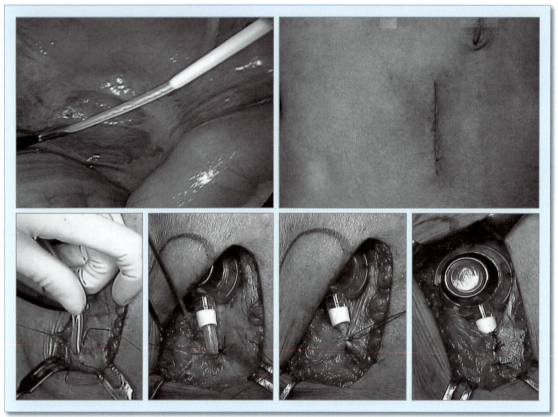

図1 皮下留置型腹腔内アクセスポート

制度の承認の下，S-1＋パクリタキセル経静脈・腹腔内併用療法（A群）のS-1＋シスプラチン併用療法（B群）に対する優越性を検証することを目的として，多施設共同無作為化第Ⅲ相試験（Phoenix-GC試験）を開始した（図3）。画像診断または審査腹腔鏡により腹膜播種を確認した後，施設，前治療の有無および播種の程度（胃がん取扱い規約第12版 P1/P2-3）を調整因子として，S-1＋パクリタキセル経静脈・腹腔内併用療法（A群）とS-1＋シスプラチン併用療法（B群）にランダム割り付けを行う。A群では腹腔ポートを留置し，上記と同じS-1（80 mg/m²）＋パクリタキセル50 mg/m²を経静脈投与，20 mg/m²を腹腔内投与するプロトコールを採用し，B群では，35日を1コースとし，S-1は基準量（80 mg/m²）を21日間内服し，14日間休薬する。試験薬の投与は，腫瘍の進行が確認されるか，有害事象により継続困難となるか，治療が奏効して腹膜播種が消失または著明に縮小するまで反復する。腹膜播種が消失または著明に縮小した場合には手術を考慮する。主要評価項目は生存期間（Overall Survival）とし，抗腫瘍効果は，CT，内視鏡などの所見により，RECISTガイドライン ver. 1.1

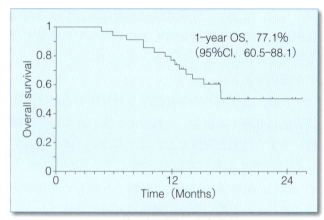

図2 第Ⅱ相試験の生存曲線

および胃がん取扱い規約（14版）に従って評価する。安全性は定期的な臨床検査，および診察時の問診，身体所見等により評価し，CTCAE v4.0に準じて判定する。登録症例数はA群120例，B群60例，計180例，試験期間は登録期間2年，追跡期間2年を予定する。必要症例数は，S-1＋パクリタキセル経静脈・腹腔内併用療法とS-1＋シスプラチン併用療法の生存期間中央値（MST）をそれぞれ22ヵ月，11ヵ月と仮定し，有意水準を両側5％，検出力を90％，患者の割り付け

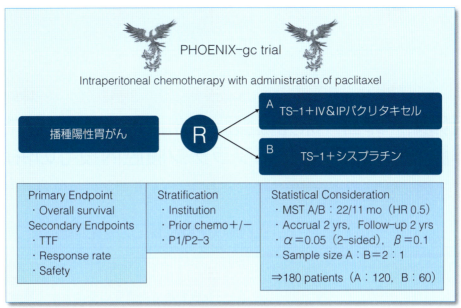

図3 第Ⅲ相試験デザイン

比を2:1として，Lakatosの方法を用いて算出した。当初15施設にて開始したが，現在20施設の参加が得られ，2013年11月に症例集積が終了，追跡期間に入っている。

まとめ

パクリタキセル腹腔内投与は，播種巣の周囲から直接薬剤を浸透させることにより，腫瘍内薬剤分布に大きな変化を与え，腹膜病変に対して著効を示すと考えられる[8,9]。本研究により腹腔内投与併用療法の標準化学療法に対する優越性が臨床的に証明されれば，パクリタキセルの腹腔内投与という新たな投与経路が保険収載され，一般臨床に広く普及するとともに，より効果的な治療法の開発につながることも期待される。有効な治療がなくきわめて予後不良な胃がん腹膜播種患者さんたちにとって，「Phoenix」が希望の光となれば幸いである。

参考文献

1) Markman, M. 2003. Intraperitoneal antineoplastic drug delivery: rationale and results. Lancet Oncol 4: 277-283.
2) Soma, D., Kitayama, J., Ishigami, H., Kaisaki, S., and Nagawa, H. 2009. Different tissue distribution of paclitaxel with intravenous and intraperitoneal administration. J Surg Res 155: 142-146.
3) Markman, M., Bundy, B.N., Alberts, D.S., Fowler, J.M., Clark-Pearson, D.L., Carson, L.F., Wadler, S., and Sickel, J. 2001. Phase III trial of standard-dose intravenous cisplatin plus paclitaxel versus moderately high-dose carboplatin followed by intravenous paclitaxel and intraperitoneal cisplatin in small-volume stage III ovarian carcinoma: an intergroup study of the Gynecologic Oncology Group, Southwestern Oncology Group, and Eastern Cooperative Oncology Group. J Clin Oncol 19: 1001-1007.
4) Armstrong, D.K., Bundy, B., Wenzel, L., Huang, H.Q., Baergen, R., Lele, S., Copeland, L.J., Walker, J.L., Burger, R.A., and Gynecologic Oncology, G. 2006. Intraperitoneal cisplatin and paclitaxel in ovarian cancer. N Engl J Med 354: 34-43.
5) Ishigami, H., Kitayama, J., Otani, K., Kamei, T., Soma, D., Miyato, H., Yamashita, H., Hidemura, A., Kaisaki, S., and Nagawa, H. 2009. Phase I pharmacokinetic study of weekly intravenous and intraperitoneal paclitaxel combined with S-1 for advanced gastric cancer. Oncology 76: 311-314.
6) Ishigami, H., Kitayama, J., Kaisaki, S., Hidemura, A., Kato, M., Otani, K., Kamei, T., Soma, D., Miyato, H., Yamashita, H., et al. 2010. Phase II study of weekly intravenous and intraperitoneal paclitaxel combined with S-1 for advanced gastric cancer with peritoneal metastasis. Annals of oncology: official journal of the European Society for Medical Oncology/ESMO 21: 67-70.
7) Yamaguchi, H., Kitayama, J., Ishigami, H., Emoto, S., Yamashita, H., and Watanabe, T. 2013. A phase 2 trial of intravenous and intraperitoneal paclitaxel combined with S-1 for treatment of gastric cancer with macroscopic peritoneal metastasis. Cancer 119: 3354-3358.
8) Soma, D., Kitayama, J., Konno, T., Ishihara, K., Yamada, J., Kamei, T., Ishigami, H., Kaisaki, S., and Nagawa, H. 2009. Intraperitoneal administration of paclitaxel solubilized with poly (2-methacryloxyethyl phosphorylcholine-co n-butyl methacrylate) for peritoneal dissemination of gastric cancer. Cancer Sci 100: 1979-1985.
9) Kamei, T., Kitayama, J., Yamaguchi, H., Soma, D., Emoto, S., Konno, T., Ishihara, K., Ishigami, H., Kaisaki, S., and Nagawa, H. 2011. Spatial distribution of intraperitoneally administrated paclitaxel nanoparticles solubilized with poly (2-methacryloxyethyl phosphorylcholine-co n-butyl methacrylate) in peritoneal metastatic nodules. Cancer Sci 102: 200-205.

薬物療法

2 進行卵巣，卵管，原発性腹膜がんに対する，パクリタキセル静脈内投与及びカルボプラチン腹腔内投与の併用療法

埼玉医科大学国際医療センター婦人科腫瘍科　教授　**藤原　恵一**

背景

　上皮性卵巣がん，卵管がん，原発性腹膜がんは，その発生機序および進展様式が酷似しているため，現在では一つの疾患概念として認められているので，本稿では，これらを上皮性卵巣がんと総称することにする。

　進行上皮性卵巣がんに対する標準化学療法はパクリタキセルとカルボプラチンの点滴静注（TC療法）である。一方，卵巣がんが早期に腹膜播種を起こすことから，腹腔内に高濃度の抗がん剤を注入する腹腔内化学療法（Intraperitoneal Chemotherapy：以下IP療法）は，理論的には理想的治療法と考えられ，これまで数多くの研究がされてきた。

　IP療法とは，腹腔という閉鎖空間に抗がん剤を注入することにより，静注（IV）では得られないようなきわめて高濃度の薬剤とがん腫瘍を直接接触させ，強力な殺細胞効果を期待するものである。

　これまでに米国 Gynecologic Oncology Group（GOG）で行われた3つの大規模比較試験[1~3]においてIP療法が有意にPFS，OSを改善していることが示されている。さらに，2006年に米国NCIとGOGが行ったMetaanalysisでIP療法はIV療法と比較し死亡のリスクを22%減少させることが明らかとなり（図1），NCIは，オプティマルに減量できたⅢ期卵巣がんに対しては，シスプラチン，パクリタキセルのIP療法を中心とした化学療法を行うべきであるという推奨を行った[4]。

　しかしながら，静注で用いられているカルボプラチンと比較して副作用が強く患者への負担が大きいシスプラチンが用いられていること，パクリタキセルを腹

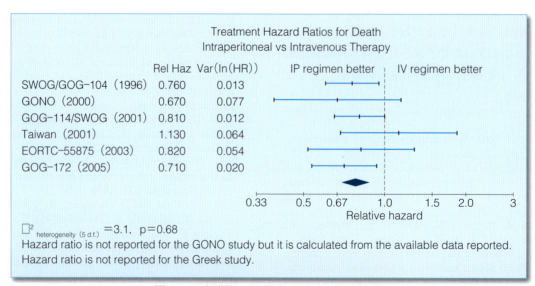

図1　IP療法第Ⅲ相臨床試験メタ解析結果

腔内に投与した場合に起こる腹膜刺激症状や腹腔内投与用カテーテルが閉塞しやすいなどのさまざまな理由でこの治療法は普及していない。その問題点を克服するために，現在世界で三つの重要な臨床試験が進行中であり，その一つが本試験（iPocc 試験：intraperitoneal therapy for ovarian cancer with carboplatin）である[5]。

本試験のプロトコル概要の解説は後述するが，端的に述べるなら，パクリタキセル IV 療法にカルボプラチンを併用する場合 IV 療法よりも IP 療法が優れていることを証明するための比較試験である（図2）。米国で行われている GOG252 試験（図3）は3群の比較試験で，Arm 1 と Arm 2 はベバシズマブ併用＋維持療法を伴うこと以外は iPocc 試験と同様である。Arm 3 は GOG172 試験の winner arm の毒性を軽減するための変法にベバシズマブを併用したものである。また，カナダを中心とした国際共同試験として行われている OV21 試験（図4）は，術前化学療法施行後に interval debulking surgery を行いオプティマルとなった症例に対して，IP 療法の有用性を比較するための試験であり，Arm 1，Arm 2 は iPocc 試験と同様であり，Arm 3 は GOG172 試験の変法である。

このように，現在進行中の試験を比較すると，純粋なカルボプラチン IP 療法の有用性を検証するデザインになっているのは本試験だけであることから，他試験の結果がどのような結果になるにせよ，その解釈において本試験結果が最も基本になり，その重要性が示唆される[6]。

プロトコルの概要

本プロトコルの正式名称「上皮性卵巣癌・卵管癌・腹膜原発癌に対する Paclitaxel 毎週点滴静注＋Carboplatin 3週毎点滴静注投与対 Paclitaxel 毎週点滴静注＋Carboplatin 3週毎腹腔内投与のランダム化第Ⅱ/Ⅲ相試験」が示すように，本試験はカルボプラチン IP 療法の有用性を検証するⅡ/Ⅲ相試験である。

併用療法としては，dose-dense のパクリタキセル毎週投与（80 mg/m²/week）とした。この投与スケ

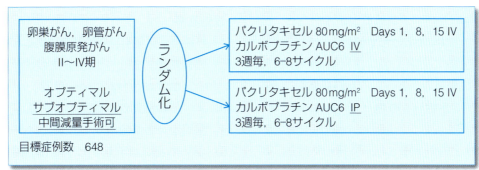

図2　iPocc 試験（JGOG-3019/GOTIC-001）

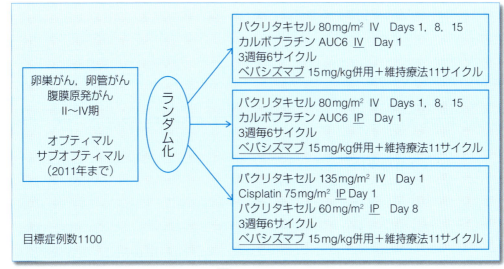

図3　GOG252

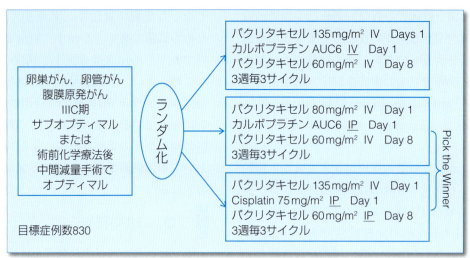

図4　NCIC OV21/GCIG（Phase II/III）

ジュールはJGOG3016試験において，従来の3週間ごと投与法と比較して有効性が示されているためである．

　主評価項目は無増悪生存（PFS），副評価項目は，全生存，安全性，QOL，費用対効果である．本試験計画段階では，パクリタキセルの毎週投与とカルボプラチン腹腔内投与の妥当性が明確でなかったため，最初の120例をII相試験部分として解析し，III相試験の妥当性を評価することとした．II相部分の症例もIII相試験の解析に含めることとし，目標症例数は685例で，必要なイベント数は510例としている．

　主たる適格基準と除外基準は以下の通りである．

適格基準
1) 術前にFIGO進行期II～IV期の上皮性卵巣がん，卵管がんまたは腹膜原発がんと推定される患者．
2) 開腹手術が予定されている患者（本登録には開腹術の施行が必須である）．
　※初回腫瘍減量手術後の残存腫瘍の大きさは規定しない．すなわち試験開腹に終わった症例を含め，suboptimal症例も適格とする．
3) 一般状態（ECOG Performance Status）が0～2である患者．【Appendix 3-II参照】
4) 腹腔用リザーバーポートシステムの設置の同意が得られている患者．
5) 手術施行から8週間以内に抗がん剤投与の予定である患者．
6) 十分な主要臓器機能を有する患者．
7) 治療開始後生存期間が3ヵ月以上期待できる患者．
8) 仮登録時の年齢が20歳以上の患者（上限は規定しない）．
9) 本試験参加について文書にて本人からの同意（不可能な場合はその法定代理人などの患者に代わって同意を成し得る者）が得られた患者．

除外基準
1) 組織型が卵巣境界悪性腫瘍であると予測される患者．
2) 当該疾患に対し，化学療法および放射線療法による前治療が行われている患者．
3) すべての活動性の重複がん患者．
4) 重篤な合併症を有する患者．
5) ポリオキシエチレンヒマシ油含有製剤および，硬化ヒマシ油含有製剤に過敏症がある患者．
6) 持続的なドレナージを必要とする胸水貯留を認める患者．
7) 抗生剤を必要とする活動性の感染症患者．
8) 妊娠，授乳中及び妊娠している可能性のある患者．
9) 脳転移または脳腫瘍の身体所見がある患者．
10) 本試験の完遂やその後のフォローアップが困難であると予測される患者，または担当医が不適当と判断した患者．
11) 間質性肺炎の症状，その兆候を有する患者．

　本試験では，IV期症例，初回手術で試験開腹あるいはサブオプティマルな減量手術に終わった症例も適格とした．従来IP療法は，腫瘍表面から浸透する抗がん剤の到達距離が数mmであるため，残存腫瘍経の

小さなものを適応としていた。しかし我々が行った薬理動態研究では[7]，カルボプラチンをIP投与した場合には，24時間以内に全量が腹膜から吸収され全身血流に乗るため，静脈血中のプラチナAUCはIV投与した場合と全く変わらないが，腹腔内AUCはIP投与したほうが17倍高くなることが示されたため，大きな残存腫瘍に対してもIP療法がより有効である可能性が示唆された。本試験はこの点を証明する世界初の試みである。

以上述べたように，本試験の治療法（dose-denseパクリタキセル毎週投与＋カルボプラチンIP投与）がカルボプラチンIV投与法よりも有効であることが示された場合，分子標的薬を除いた抗がん薬の投与法としては最強のレジメとなり，費用対効果を分析することにより最適な治療法となる可能性があることを強調したい。

進捗状況

本試験は，まず厚労科研がん臨床研究として開始した（H21-がん臨床-一般-014）。平成21年9月にプロトコルを完成させ埼玉医科大学国際医療センターIRB承認を受けた後，高度医療評価制度（現 先進医療B）の認可を得るために，試験薬剤の無償提供の交渉，試験薬剤の保管・運搬業務体制の整備，データ品質管理体制の確立など，臨床試験体制を確立させた。その結果，平成22年1月29日に開催された高度医療評価会議の承認を受けた後，平成22年4月16日に開催された先進医療専門家会議で本試験が承認され，症例登録可能となると同時に，協力医療機関での高度医療申請手続きが始まった。

本研究は，平成24年度より先進医療Bを行うための医療技術実用化総合研究事業として厚生労働科学研究補助金を得ることとなった（H24-臨研推一般-007）。現在，GOTIC-001/JGOG3019（愛称iPocc Trial）として国内はもとより国際的に重要性が認識されており，韓国，シンガポールなど海外施設との共同試験として登録が開始された。平成26年12月1日現在：先進医療承認50施設，登録症例数440例が集積されている。

なお，平成25年11月26日にIDMCを開催し，プロトコルで規定していた第Ⅱ相試験部分の結果解析が行われ，試験の続行が認められた。

参考文献

1) Alberts DS, Liu PY, Hannigan EV, et al. Intraperitoneal cisplatin plus intravenous cyclophosphamide versus intravenous cisplatin plus intravenous cyclophosphamide for stage III ovarian cancer. N Engl J Med 1996；335：1950-5.
2) Markman M, Bundy BN, Alberts DS, et al. Phase III trial of standard-dose intravenous cisplatin plus paclitaxel versus moderately high-dose carboplatin followed by intravenous paclitaxel and intraperitoneal cisplatin in small-volume stage III ovarian carcinoma：an intergroup study of the Gynecologic Oncology Group, Southwestern Oncology Group, and Eastern Cooperative Oncology Group. Journal of clinical oncology：official journal of the American Society of Clinical Oncology 2001；19：1001-7.
3) Armstrong DK, Bundy B, Wenzel L, et al. Intraperitoneal cisplatin and paclitaxel in ovarian cancer. N Engl J Med 2006；354：34-43.
4) NCI Clinical Announcement. Intraperitoneal Chmoetherapy for Ovarian Cancer. 2006.
5) Fujiwara K, Aotani E, Hamano T, et al. A randomized Phase II/III trial of 3 weekly intraperitoneal versus intravenous carboplatin in combination with intravenous weekly dose-dense paclitaxel for newly diagnosed ovarian, fallopian tube and primary peritoneal cancer. Jpn J Clin Oncol 2011；41：278-82.
6) Fujiwara K, Nagao S, Aotani E, Hasegawa K. Principle and evolving role of intraperitoneal chemotherapy in ovarian cancer. Expert opinion on pharmacotherapy 2013；14：1797-806.
7) Miyagi Y, Fujiwara K, Kigawa J, et al. Intraperitoneal carboplatin infusion may be a pharmacologically more reasonable route than intravenous administration as a systemic chemotherapy. A comparative pharmacokinetic analysis of platinum using a new mathematical model after intraperitoneal vs. intravenous infusion of carboplatin—a Sankai Gynecology Study Group（SGSG）study. Gynecologic oncology 2005；99：591-6.

薬物療法

3

再発卵巣がん，卵管がん又は原発性腹膜がんに対するパクリタキセル静脈内投与，カルボプラチン静脈内投与及びベバシズマブ静脈内投与の併用療法並びにベバシズマブ静脈内投与による維持療法

埼玉医科大学国際医療センター婦人科腫瘍科　教授　**藤原　恵一**

背　景

　上皮性卵巣がんは初回化学療法によく奏効するものの，半数以上の症例が再発する。治療後6ヵ月以上経過して再発するものを化学療法感受性再発例として取り扱い，現時点ではパクリタキセルとカルボプラチン併用療法が標準化学療法である。しかし，再発後の生存期間の中央値は約2年と予後不良であるので，延命効果に寄与する薬物療法の開発が求められている。

　Vascular Endothelial Growth Factor（VEGF）に対するモノクローナル抗体であるベバシズマブ（Bev）は再発卵巣がん，腹膜がん，卵管がんに対して行われた第Ⅱ相試験において高い有効性を示している。最近，2つのランダム化第Ⅲ相比較試験（GOG0-218[1]，ICON-7[2]）の成績が報告され，初発進行上皮性卵巣がん・腹膜がんに対するパクリタキセルとカルボプラチン併用（TC）療法にBevの上乗せおよび維持療法が有意に無病生存率を改善することが明らかとなった。

　本研究はそれに続く世界初の再発卵巣がん・腹膜がん・卵管がんに対するBev投与のランダム化第Ⅲ相試験であり，TC療法にBevの併用およびBevの維持療法のSecond lineとしての有用性を検証することを目的としている。

　さらに，その有用性が明確でない再発卵巣がんに対する手術療法の意義を同時に評価しようとする意欲的な研究である。

プロトコルの概要

　化学療法感受性の再発上皮性卵巣がん，原発性腹膜がんまたは卵管がんを対象として多施設共同国際ランダム化第Ⅲ相比較試験を実施する。Second lineにBevを併用及び維持療法を行うことにより標準化学療法単独と比較して，全生存期間が延長するか否かを判定する。セカンダリーエンドポイントは無増悪生存期間，腫瘍縮小効果，毒性，生活の質（QOL）である。目標症例数は国際共同試験となる本試験全体では660例（且つ手術施行の有無に関するランダム化対象症例数が360例に達するまで）であり，日本からは50例の登録を目標とする。

　本試験は，プラチナ感受性再発卵巣がんに対してBevの有用性を検証するとともに，開腹減量手術を行うことの妥当性を検証するためのランダム化を含んだ2x2 bifactorial designであったが（図1），Bevのランダム化の部分は登録終了し，2011年8月28日以降に登録される症例は，手術の候補となる症例のみが適格となった。該当症例については，Bevの併用の有無は患者の希望により追加可能であり，Bevに関してはNCIから無償提供されたものを用いることとなり，再発卵巣がんに対するTC療法とのBev併用，維持療法の評価を引き続き行うことが可能となった（図2）。

　主たる適格基準と除外基準は以下の通りである。

適格基準
1. 2011年8月28日以降に登録する患者は，腫瘍減量手術の候補であり，外科治療をランダム化割付によって決定されることに同意していなければならない。
2. 再発上皮性卵巣がん，原発性腹膜がんもしくは卵管がんの組織学的診断を受けている。

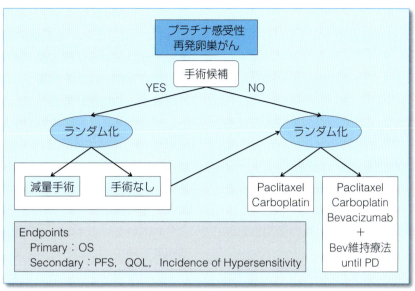

図1　GOG213試験

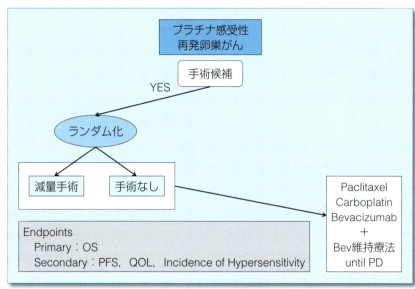

図2　GOG213試験

3. 患者は，初回のプラチナ-タキサン療法（3サイクル以上）に対して完全奏効を示してる。
4. 初回化学療法（プラチナおよびタキサン両製剤）完了後6ヵ月以上，進行の臨床的所見がない無治療期間を経ている。初回療法には生物学的薬剤（ベバシズマブ）が含まれていてもよい。
5. 患者は，臨床的に明らかな再発病変を有していなければならない。
6. 本試験に耐えられる臓器機能を有していること。
7. 患者は，承認されたインフォームドコンセントおよび健康情報の公開許諾についての同意書に署名していること。
8. GOGパーフォーマンスステータスは，0，1，または2であること。
9. 18歳以上でなければならない。

除外規準

1. 前化学療法を2レジメン以上受けている患者（維持療法はカウントしない）。
2. 併用免疫療法または放射線療法を受けている患者。
3. 腹腔または骨盤への放射線療法の既往がある患者。
4. 水分および栄養分の非経口投与を必要とし，部分的腸閉塞または腸穿孔の証拠を有する患者。
5. 化学療法の既往がある患者。
6. コントロール不良の感染症を有する患者。

7. 重度の内科疾患を併発している患者。
8. Grade 2以上の末梢神経障害がある患者。
9. カルボプラチンおよび/またはパクリタキセルもしくは化学的に類似する化合物にアレルギー反応の既往のある患者。
10. チャイニーズハムスター卵巣細胞の産物またはその他の組換えヒト抗体またはヒト化抗体に対して過敏症であることが判明している患者。
11. 妊娠の可能性があり適切な避妊を行っていない患者、妊婦または授乳婦。
12. 非メラノーマ皮膚がんを除くその他の浸潤性悪性腫瘍がある患者。
13. 活動性の出血があるか、出血のリスクが高い患者。
14. 標準的な薬物療法ではコントロール不可能な痙攣、脳転移、もしくは脳卒中の既往を含む中枢神経障害の既往がある患者。
15. 臨床的に重大な心血管疾患がある患者。
16. 本試験の治療開始日前28日以内に大きな外科的処置などの既往がある患者。

進捗状況

再発卵巣がんに対するBevの併用＋維持療法が、予後改善することが証明された場合、Bev初回治療臨床試験（GOG-0218試験、日本では医師主導治験として実施）の結果をふまえて公知申請による、再発卵巣がんに対するBevの承認申請を目指すことを目的として、平成22年1月に高度医療評価会議の承認を受け、同年5月より第3項先進医療として症例登録を開始していたが、平成25年11月、Bevが卵巣がんに対する保険承認を受けたことにより、厚労省の指示を受け、先進医療は取り下げの手続きに入ったが、これまで米国NCIから無償提供を受けていた試験薬（Bev）を市販のアバスチンに変更することによって、患者の金銭的負担が増加すること、それにより同意撤回などが起こると主評価項目に影響を及ぼすことから、GOG/NCIの理解を得ることに時間を要した。平成26年9月にNCIより、市販薬の使用を許可する通知があり、プロトコル、同意説明文書の改訂が可能となった。患者負担の増加を解消する方法として、厚生労働科研費からの負担軽減費の支出を行うこととなった。

いずれにせよ、保険承認の根拠となった試験は、初発卵巣がんに対する第3相比較試験（GOG218試験）であり、再発卵巣がんに対するBevのTC療法との併用、維持療法の有効性、安全性は確立されていないこと、また再発卵巣がんに対する手術療法の意義は確立されていないことから、先進医療を取り下げた後も本試験を継続することは、重要である。

先進医療取り下げの指示を受けて、新規患者登録を中断していたため、平成26年11月1日時点で、GOG Japanとして41例が登録されたままである（目標症例数50例）が、平成27年1月1日付けをもって先進医療取り下げが決定したので、登録を再開する。手術の有無に関するランダム化のみとなっているため、症例を登録しにくくなっているが、婦人科腫瘍関連学会で、JGOG参加施設からの登録を推進するよう、働きかけを積極的に行っている。

本試験の医療行政的意義

本試験は先進制度に基づいて臨床試験の品質管理を適切に行い、NCIから無償提供された試験薬を輸入した、わが国初の国際共同試験であり、その実施を通じて、現状の国際共同試験の課題を整理することができる。

参考文献

1) Burger RA, Brady MF, Bookman MA, et al. Incorporation of bevacizumab in the primary treatment of ovarian cancer. N Engl J Med 2011 ; 365 : 2473-83.
2) Perren TJ, Swart AM, Pfisterer J, et al. A phase 3 trial of bevacizumab in ovarian cancer. N Engl J Med 2011 ; 365 : 2484-96.

4 パクリタキセル腹腔内反復投与療法
胃切除後の進行胃がん

名古屋大学大学院医学系研究科消化器外科学　教授　**小寺　泰弘**

 背　景

　腹膜転移はわが国で標準術式となっているD2郭清を伴う胃切除術により局所制御が得られた進行胃がんの術後再発形式としてもっとも多くみられるものであり[1]、その防止のためには、胃の漿膜浸潤面から腹腔内に播種された遊離がん細胞ないしはこれに起因する微小転移を制御する必要がある。抗がん剤の腹腔内投与には主に胃がんや卵巣がんの治療において比較的長い歴史があり、腹腔内投与専用のリザーバーは商品化されており、その挿入法や管理法も標準化されている[2]。胃がんに対してはマイトマイシンをはじめ腹腔内投与が保険適応となっている薬剤も存在するが、その効果については確固たるエビデンスがない。また、漿膜浸潤陽性胃がん治癒切除例に対するシスプラチンの術中単回投与を含む術後補助化学療法は大きな期待を集めたが、全生存期間を延長する効果がないことがランダム化試験により判明した[3]。これは腹腔内投与されても速やかに血中に吸収されるシスプラチンの特性が一因と考えられる。

　パクリタキセルはこれとは異なった薬理動態を示す薬剤であり、腹水を有する患者における腹腔内投与の第Ⅰ相試験において、腹腔内投与すると高い腹水中濃度が得られ、その濃度が長時間持続することが判明している[4]。パクリタキセルの感受性は濃度に依存することが胃がんの新鮮切除標本を用いた感受性試験において明らかとなっており[5]、腹腔内投与で得られる高い濃度は腹腔内遊離がん細胞や腹膜表面の微小な転移巣に対してきわめて有効であると推察される。なお、週1回のペースで反復投与する場合の至適投与量とその毒性についての情報はすでに米国での卵巣がんを対象とした第Ⅰ相試験、第Ⅱ相試験で得られている[6]。

　一方、腹腔内投与されたパクリタキセルは腹膜表面から深く浸透することはない。これを裏付けるように、腹膜深部に及ぶ大きな腹膜結節に対する腹腔内投与の治療効果については否定的なデータが動物実験で報告されている[7]。加えて、血液中に移行し難い特性から、腹腔内投与された場合には腹膜播種以外の転移形式による微小転移巣には薬剤はまったく到達しないと考えられる。したがって、パクリタキセルの腹腔内投与は何らかの全身化学療法と併用しなければエビデンスのある術後補助化学療法、すなわちS-1[8]と同等のリンパ行性、あるいは血行性転移の抑制効果は得られないと考えられる。パクリタキセルの腹腔内投与が保険適応ではない状況でS-1等との併用療法を開発するのは現実的ではなかったため、今回の先進医療においては、すでに用量が決まっている単剤での毎週反復投与法を採用し、それでも治療成績改善に寄与するであろうと推察される特段に腹膜転移再発のリスクが高い症例のみを適格として実施することとした。そして、手術当日を含む計7回の腹腔内投与を10週間かけて行い（Days 0, 14, 28, 35, 42, 56, 63, 70）、その後すみやかに標準治療であるS-1（Stage Ⅲの場合）あるいはS-1・シスプラチン併用療法（Stage Ⅳの場合）による化学療法に移行する治療法とし、その生存割合に及ぼす効果を検証することとした。

プロトコールの概要（図1）

詳細はすでに論文化されている[9]。一次登録の主な適格基準は，肉眼径が4型か長径8cm以上の（大型）3型の進行胃がん，またはCY1またはP1が疑われる症例であり，かつbulkyなリンパ節転移など，腹膜転移とは別の大きな再発リスクを有さない症例とした。二次登録は術中に行われることとし，原発巣が切除され，大型3型・4型またはCY0，P1のいずれかを認め，リザーバー留置が可能な症例を適格とした。また，パクリタキセルの少量投与による過敏性テストを行うオプションを設定し，これを行う場合には過敏性テスト陰性を登録の条件とした。広範な腹膜転移を有する症例（取り扱い規約第12版におけるP3）は通常姑息切除の適応と成り得ないこともあり，本試験のために無理に切除することは推奨されていない。根治を目指した切除が可能な場合にはD2郭清を原則としたが，胃全摘術を要する場合の脾摘は省略可能とした。

厚生労働省からは臨床的に有用なエビデンスが得られるデザインの臨床試験としての治療実施求められていること，多くの場合surrogate endpointとしての奏効率が算出できない対象症例であることから，手術当日を含めまったく同一のスケジュールでパクリタキセルを経静脈投与する治療法をコントロール群とし，2年生存割合を主要評価項目とするランダム化第Ⅱ相試験の形で検証を行うこととした。保険適応外となる腹腔内投与用のパクリタキセルは，ランダム化試験という性格上患者負担にするわけにはいかず，ブリストル・マイヤーズ株式会社より提供を受け，名古屋大学附属病院先端医療・臨床研究支援センターにて保管し，一次登録のつど当該施設に送付している。

なお，コントロール群のベースとなった治療法は，パクリタキセルの毎週経静脈投与を3コース行った上でS-1内服に移行する術後補助化学療法であり[10]，これは漿膜浸潤陽性胃がんに対する第Ⅲ相試験において，S-1のみによる補助化学療法に対する優越性は見られなかったものの，それに劣ることもない治療法であることが判明している。パクリタキセルは経静脈投与によっても有効な腹水濃度が得られる腹腔内への移行が良好な薬剤との評価を得ている薬剤であり[11]，腹

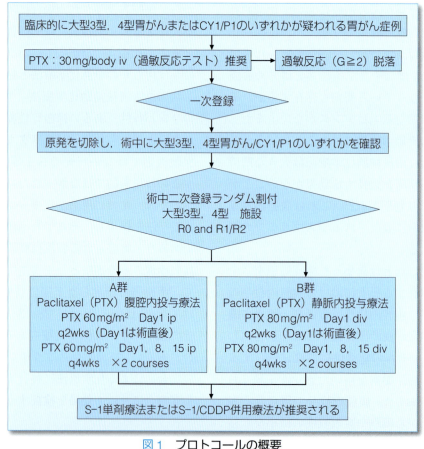

図1　プロトコールの概要

膜転移のリスクが高い本試験の対象症例には理論的にも適した治療法と考えられる。

腹腔内投与手技の妥当性の確認のために，本試験に登録される最初の10例は腹腔内投与療法群のみに割付し，ここで安全性を確認した後に，ランダム割付を開始すること，最初の10例は生存解析に入れないこと，10例中5例で4回以上の腹腔内投与が実施できなかった場合には，本試験の継続について再検討することとなっていた。しかし，実際には最初の6例中5例において全7回の腹腔内投与を，特に問題となる毒性の発現がないまま完遂できたことから，妥当性の確認は6例で打ち切り，7例目よりランダム化試験に入ることとなった。なお，6例中の残る1例は肥満した高度局所進行例で手術に難渋した結果術後膵液瘻をきたしており，この症例においては3回の腹腔内投与が限度であった。

各群40例合計80例のもとでは，比較対照群の2年生存割合を30％〜40％と想定したとき，10％効果が上回る治療群を選択できる確率は0.82〜0.83と計算される。また，各群50例合計100例のもとでは，同じく比較対照の2年生存割合を30％〜40％と想定したとき，10％効果が上回る治療群を選択できる確率は0.84〜0.85と計算される。したがって，これらの想定下では少なくとも80例を集積することで十分な選択確率を得ることができると思われ，先の6例を合わせ最低86例，脱落例などを見越して最大106例の集積を目指している。

進捗状況

2009年11月に初の二次登録がなされたが，協力医療機関の申請・承認に時間がかかり，初期の6例による安全確認に1年以上を要した。参加施設が増えた2011年より症例集積のペースが上がったが，腹膜転移の術前診断が困難であることなどから二次登録に至る症例の比率は予想よりも低かった。2014年11月の時点で全国12施設より177例の一次登録，89例の二次登録が得られており，集積予定数の最低ラインはクリアーしている。2014年12月末日で登録を終了した。

参考文献

1) Maehara Y, Hasuda S, Koga T, et al. Postoperative outcome and sites of recurrence in patients following curative resection of gastric cancer. Br J Surg 2000；87：353-7
2) Markman M, Walker JL, Intraperitoneal chemotherapy of ovarian cancer：a review, with a focus on practical aspects of treatment. J Clin Oncol 2006；24：988-94
3) Miyashiro I, Furukawa H, Sasako M, et al. Randomized clinical trial of adjuvant chemotherapy with intraperitoneal and intravenous cisplatin followed by oral fluorouracil (UFT) in serosa-positive gastric cancer versus curative resection alone：final results of the Japan Clinical Oncology Group trial JCOG9206-2. Gastric Cancer 2011；14：212-8
4) Kodera Y, Ito Y, Ito S, et al. Intraperitoneal paclitaxel：a possible impact of regional delivery for prevention of peritoneal carcinomatosis in patients with gastric carcinoma. Hepatogastroenterology 2007；54：960-3
5) Kodera Y, Ito S, Fujiwara M, et al. In vitro chemosensitivity test to predict chemosensitivity for paclitaxel, using human gastric carcinoma tissues. Int J Clin Oncol 2006；11：449-53
6) Markman M, Hall J, Spitz D, et al. Phase II trial of weekly single-agent paclitaxel in platinum/paclitaxel-refractory ovarian cancer. J Clin Oncol 2002；20：2365-9
7) Ohashi N, Kodera Y, Nakanishi H, et al. Efficacy of intraperitoneal chemotherapy with paclitaxel targeting peritoneal micrometastasis as revealed by GFP-tagged human gastric cancer cell lines in nude mice. Int J Oncol 2005；27：637-44
8) Sasako M, Sakuramoto S, Katai H, et al. Five-year outcomes of a randomized phase III trial comparing adjuvant chemotherapy with S-1 versus surgery alone in stage II or III gastric cancer. J Clin Oncol 2011；29：4387-93
9) Kodera Y, Imano M, Yoshikawa T, et al. A randomized phase II trial to test the efficacy of intra-peritoneal paclitaxel for gastric cancer with high risk for the peritoneal metastasis (INPACT trial). Jpn J Clin Oncol 2011；41：283-6
10) Tsuburaya A, Sakamoto J, Morita S, et al. A randomized phase III trial of post-operative adjuvant oral fluoropyrimidine versus sequential paclitaxel/oral fluoropyrimidine；and UFT versus S1 for T3/T4 gastric carcinoma：the Stomach Cancer Adjuvant Multi-institutional Trial Group (Samit) Trial. Jpn J Clin Oncol 2005；35：972-5
11) Kobayashi M, Sakamoto J, Namikawa T, et al. Pharmacokinetic study of paclitaxel in malignant ascites from advanced gastric cancer patients. World J Gastroenterol 2006；12：1412-5

薬物療法

5 術後のホルモン療法及びS-1内服投与の併用療法

京都大学大学院医学研究科標的治療腫瘍学　特定准教授　石黒　洋
京都大学大学院医学研究科乳腺外科学　教授　戸井　雅和

 背　景

　乳がんは女性のがんでは罹患率第1位となっており，患者数も増加の一途をたどっている[1,2]。一方，死亡率は2007年時点で肺がん，胃がん，結腸がん，膵がんについで女性のがんの第5位であるが，近年の診断・治療の目覚しい進歩にもかかわらず低減化には至っていない。St.Gallen国際会議でのカテゴリーに基づく治療選択によると，ER陽性かつHER2陰性の患者に対する術後補助療法は，「内分泌療法単独」または「化学療法後に内分泌療法」が推奨されている[3]。NCCNのガイドラインでも同様の選択肢が推奨されている。しかし，ER陽性かつHER2陰性の患者のうち，どのような症例でどの化学療法が必要かについては不明である。現在，術後乳がん患者に対して標準的に行われている化学療法は，アンスラサイクリンおよびタキサンを中心とした治療であるが，最近の研究でER陽性やHER2陰性乳がん患者に対しては，アンスラサイクリンおよびタキサンによる治療効果は低いことが示唆されている。また術前化学療法を実施した場合，病理学的完全奏効（pCR）が得られた症例は予後が良好であるという結果が報告されているが[4]，ER陰性症例と比較してER陽性症例ではpCR率が非常に低い[5～8]。以上からER陽性かつHER2陰性乳がん症例に対しては，アンスラサイクリンおよびタキサンによる治療効果は必ずしも十分ではないと考えられるため，新たな治療戦略が望まれている。
　わが国においては，これまで早期乳がん患者に対する経口FU剤の術後補助療法に関する臨床試験が行われてきた。Stage I-IIIaの乳がん切除例に対するテガフール・ウラシル（UFT）の効果を検討したACETBC 3次試験では，UFTの追加により5年無再発生存率の改善が認められた[9]。腋窩リンパ節転移陰性乳がんに対するACETBC4次試験においては，UFTの投与は有意に生存率を改善し，特にER陽性例ではTAM＋UFT群の生存率がもっとも高いことが示された[10]。また，腋窩リンパ節転移陽性乳がん患者において，術後にCMFとUFTを比較したCUBC試験では，ER陽性での5年無再発生存率はCMF群が76％，UFT群は81％とUFT群が良好であった[11,12]。さらに，腋窩リンパ節転移陰性乳がん患者を対象にCMFとUFTを比較したN・SAS-BC 01試験[13]と，CUBC試験の併合解析ではER陽性症例においてはCMFに対するUFTの非劣性が証明された[14]。これらの結果からUFTはER陽性乳がんに対してホルモン療法との同時併用により，高い再発抑制効果が得られる可能性が示唆された。また免疫組織化学による腫瘍のHER2発現状況とUFTの再発抑制効果に関する探索的な検討の結果，TAM単独に対するUFTの上乗せ効果は，HER2の発現状況により影響を受けないことが示唆され，HER2陰性乳がんに対してUFTの再発抑制効果が期待できると考えられる[15]。
　ER陽性かつHER2陰性乳がんは，再発リスクに応じて，術後補助療法の適応が異なる。再発低リスク症例には内分泌療法単独，再発中間リスクまたは高リスクの症例には内分泌療法を基本として化学療法の追加が検討される。しかし，再発中間リスクの症例に対しては化学療法を追加すべきか否かの判断が難しく，再

発高リスクの場合でも内分泌療法に従来の化学療法を追加してもそれほど大きな効果は期待できないという問題点がある。前述のように、経口FU剤であるUFTはER陽性かつHER2陰性の乳がんにおいて、再発抑制効果が高いことが示唆されている。よって、内分泌療法や従来の標準的化学療法で根絶し得ない不顕性の微小転移を、S-1を内分泌療法に同時併用することで制御せしめることが期待できる。

S-1はテガフール（FT）、ギメラシル（CDHP）、およびオテラシルカリウム（Oxo）の3成分をモル比1:0.4:1に配合した製剤であり、UFTに配合されているウラシルよりも強力な5-FU不活化酵素（DPD）阻害剤であるCDHPが配合されていることにより、より高い抗腫瘍効果が期待されている。乳がんに対するS-1の臨床成績としては、進行再発乳がんに対する臨床試験が3試験報告されている。進行再発乳がんに対する1次治療、または2次治療としてS-1を投与した際の奏効率は40.7%、42.0%であり[16]、アンスラサイクリン、タキサン無効の症例を対象とした際のS-1の奏効率は21.8%であった[17]。

これまでに、術後補助療法としてのS-1の有用性は、胃がんに対する大規模比較試験（ACTS-GC）によりその効果が証明されている[18]。ACTS-GCの結果によると、Stage II～IIIBの胃がん術後患者に対して、S-1を1年間経口投与群と術後経過観察群を比較した結果、S-1投与群では経過観察群と比較して、再発リスクを38%（p＝0.002）、死亡リスクを32%（p＝0.003）低減させることが証明された。計画投与量の70%以上の投与量を保つこと、1年間投与を継続することで、S-1の効果が期待できるということが報告されている。また頭頸部がんにおけるS-1の投与スケジュールの検討では、通常の28日間連続投与14日間休薬のスケジュールと比較して14日間連続投与7日間休薬のスケジュールのほうが、消化器毒性等の副作用が軽減されコンプライアンスが向上し、効果も維持できると報告されている[19]。

S-1の薬物動態には欧米とアジアで無視できない人種間差異があり、推奨投与量も異なっている[20]。さらに同じ日本人間でも個人間差異が大きいことも報告されている[21]。今後人種差や他の外的因子に影響を受けない薬力学・薬物動態・薬理ゲノム学に基づいた新たな投与量補正法が開発されれば、同一用法・用量によるS-1の国際共同試験も可能になると考えられる。

プロトコールの概要

A. 試験の目的

エストロゲン受容体陽性かつHER2陰性の原発性乳がんを対象とし、標準的な術後内分泌療法単独に比べて、標準的な術後内分泌療法とS-1を併用することにより、再発抑制効果が高まることをランダム化比較試験により検証することが目的であり、主要評価項目はInvasive Disease-free survival、副次的評価項目は、Overall survival, Distant Disease-free survival, Disease-free survival, 有害事象の発現頻度と程度である。

B. 対象となる症例

主な選択基準（抜粋）
　組織学的に浸潤性乳がんと診断された女性
　初診時StageI～Stage IIIAおよびStage IIIBで根治手術が施行
　ER陽性かつHER2陰性
　再発リスクが中間以上
　手術日から1年以内、術後内分泌療法開始後6ヵ月以内
　20歳以上75歳以下、PS（ECOG）は0あるいは1
　主要臓器機能が保持
　患者本人から文書による同意

主な除外基準（抜粋）
　活動性の重複がんを有する両側（同時性・異時性）乳がん、炎症性乳がん
　経口5-FU系薬剤の前治療歴が2週間以上
　重篤な下痢
　重篤な合併症・既往歴
　妊婦、授乳婦、または妊娠希望
　その他、医師が本試験の登録に不適当と判断

C. プロトコール治療

試験治療群に割り付けられた症例に、S-1は体表面積およびクレアチニンクリアランスによって規定された投与量を朝食後および夕食後の1日2回、14日間連日経口投与その後7日間休薬する。これを1コースとして、投与開始日から1年間投与を繰り返す。

D. 目標症例数と試験期間

1,860例（対照群：930例、試験治療群：930例）
登録期間：最初の被験者登録から3年6ヵ月

追跡期間：最終の被験者登録から5年

E. 統計解析

主要評価項目である Invasive disease-free survival に関して，Kaplan-Meier 法により各群の各生存時間に対する累積生存率を推定する。仮説の評価には log-rank 検定を適用する（両側検定，有意水準5％）。副次的評価項目である Overall survival, Distant Disease-free survival, Disease-free survival に関しても，Kaplan-Meier 法により各群の各生存時間に対する累積生存率を求める。有害事象と副作用の発現率とその両側95％信頼区間を割付群ごとに算出する。有害事象ごとに患者ごとの最悪の Grade を求め，Mantel 検定に準じて群間比較を行う。また主要評価項目の検証に必要なイベント数の約2/3が観察された時点を目安に，有効中止あるいは無効中止とすべきかどうかを確認するための中間解析を実施する。

F. 進捗状況

2015年2月末時点で，全国の136施設より計1,651症例が登録されている。

参考文献

1) 財団法人がん研究振興財団：がんの統計'09. 2009
2) 財団法人がん研究振興財団：がんの統計'05. 2005
3) Goldhirsch A, Ingle JN, Gelber RD, et al：Thresholds for therapies：highlights of the St Gallen International Expert Consensus on the primary therapy of early breast cancer 2009. Ann Oncol 20：1319-29, 2009
4) Wolmark N, Wang J, Mamounas E, et al：Preoperative chemotherapy in patients with operable breast cancer：nine-year results from National Surgical Adjuvant Breast and Bowel Project B-18. J Natl Cancer Inst Monogr：96-102, 2001
5) Colleoni M, Viale G, Zahrieh D, et al：Chemotherapy is more effective in patients with breast cancer not expressing steroid hormone receptors：a study of preoperative treatment. Clin Cancer Res 10：6622-8, 2004
6) von Minckwitz G, Raab G, Caputo A, et al：Doxorubicin with cyclophosphamide followed by docetaxel every 21 days compared with doxorubicin and docetaxel every 14 days as preoperative treatment in operable breast cancer：the GEPARDUO study of the German Breast Group. J Clin Oncol 23：2676-85, 2005
7) Rody A, Karn T, Solbach C, et al：The erbB2 + cluster of the intrinsic gene set predicts tumor response of breast cancer patients receiving neoadjuvant chemotherapy with docetaxel, doxorubicin and cyclophosphamide within the GEPARTRIO trial. Breast 16：235-40, 2007
8) Toi M, Nakamura S, Kuroi K, et al：Phase II study of preoperative sequential FEC and docetaxel predicts of pathological response and disease free survival. Breast Cancer Res Treat 110：531-9, 2008
9) Kasumi F, Yoshimoto M, Uchino J, et al：Meta-analysis of five studies on tegafur plus uracil (UFT) as postoperative adjuvant chemotherapy for breast cancer. Oncology 64：146-53, 2003
10) Noguchi S, Koyama H, Uchino J, et al：Postoperative adjuvant therapy with tamoxifen, tegafur plus uracil, or both in women with node-negative breast cancer：a pooled analysis of six randomized controlled trials. J Clin Oncol 23：2172-84, 2005
11) Takatsuka Y, Park Y, Okamura K, et al：Relationship between estrogen receptor (ER) status and efficacy of postoperative adjuvant chemotherapy with oral tegafur-uracil (UFT) or CMF：subset analysis from a randomized controlled trial (CUBC trial in Japan). European Breast Cancer Conference, 2008 (abstr 235).
12) Park Y, Okamura K, Mitsuyama S, et al：Uracil-tegafur and tamoxifen vs cyclophosphamide, methotrexate, fluorouracil, and tamoxifen in post-operative adjuvant therapy for stage I, II, or IIIA lymph node-positive breast cancer：a comparative study. Br J Cancer 101：598-604, 2009
13) Watanabe T, Sano M, Takashima S, et al：Oral uracil and tegafur compared with classic cyclophosphamide, methotrexate, fluorouracil as postoperative chemotherapy in patients with node-negative, high-risk breast cancer：National Surgical Adjuvant Study for Breast Cancer 01 Trial. J Clin Oncol 27：1368-74, 2009
14) Ohashi Y, Watanabe T, Sano M, et al：Efficacy of oral tegafur-uracil (UFT) as adjuvant therapy as compared with classical cyclophosphamide, methotrexate, and 5-fluorouracil (CMF) in early breast cancer：a pooled analysis of two randomized controlled trials (N.SAS-BC 01 trial and CUBC trial). Breast Cancer Res Treat 119：633-41, 2010
15) Toi M, Ikeda T, Akiyama F, et al：Predictive implications of nucleoside metabolizing enzymes in premenopausal women with node-positive primary breast cancer who were randomly assigned to receive tamoxifen alone or tamoxifen plus tegafur-uracil as adjuvant therapy. Int J Oncol 31：899-906, 2007
16) Saeki T, Takashima S, Sano M, et al：A phase II study of S-1 in patients with metastatic breast cancer—a Japanese trial by the S-1 Cooperative Study Group, Breast Cancer Working Group. Breast Cancer 11：194-202, 2004
17) Saeki T：日本乳癌学会, 2004
18) Sakuramoto S, Sasako M, Yamaguchi T, et al：Adjuvant chemotherapy for gastric cancer with S-1, an oral fluoropyrimidine. N Engl J Med 357：1810-20, 2007
19) Tsukuda M, Kida A, Fujii M, et al：Randomized scheduling feasibility study of S-1 for adjuvant chemotherapy in advanced head and neck cancer. Br J Cancer 93：884-9, 2005
20) Ajani JA, Faust J, Ikeda K, et al：Phase I pharmacokinetic study of S-1 plus cisplatin in patients with advanced gastric carcinoma. J Clin Oncol 23：6957-65, 2005
21) Hirata K, Horikoshi N, Aiba K, et al：Pharmacokinetic study of S-1, a novel oral fluorouracil antitumor drug. Clin Cancer Res 5：2000-5, 1999

薬物療法

6 ペメトレキセド静脈内投与及びシスプラチン静脈内投与の併用療法

和歌山県立医科大学内科学第三　教授　山本　信之
静岡県立静岡がんセンター呼吸器内科　釼持　広知

 背景

　本邦における，非小細胞肺がん切除例の5年生存割合は約70%と報告されており，とくに病理病期Ⅱ−ⅢA期の切除後の5年生存割合は40−60%であり，良好とはいえない[1]。非小細胞肺がんの完全切除例に対する，術後補助化学療法の検討は数多く行われてきた。
　International Adjuvant Lung Cancer Trial (IALT) は，完全切除されたⅠ−Ⅲ期の非小細胞肺がん患者1,867人を対象に，シスプラチンを含む併用化学療法を行う群と手術単独群を比較した試験であり，生存期間中央値，5年生存割合はそれぞれ，化学療法群50.8ヵ月，44.5%，手術単独群44.4ヵ月，40.4%であり，術後化学療法群の生存期間がわずかではあったが有意に延長していた（p＜0.03）[2]。また，JBR.10試験は，完全切除されたⅠB−Ⅱ期の非小細胞肺がん患者482人を対象に，シスプラチン＋ビノレルビン併用化学療法を4コース行う群と手術単独群を比較する第Ⅲ相試験であり，生存期間中央値，5年生存割合は術後化学療法群94ヵ月，69%，手術単独群73ヵ月，54%で，シスプラチン＋ビノレルビンの術後化学療法により生存期間の有意な延長が認められた（p＝0.04）。しかし，サブグループ解析ではⅡ期では有意な生存期間の延長効果が認められたものの，ⅠB期での有意な効果は認められなかった[3]。さらには，最近の大規模なシスプラチンベースの術後化学療法の比較試験に登録された4,584例のメタアナリシス（Lung Adjuvant Cisplatin Evaluation；LACE）では，全体での死亡に対するHRは0.89（95%CI 0.82−0.96）であり，シスプラチン併用化学療法により生存期間が有意に延長することが示された（p＝0.005）。サブグループ解析ではシスプラチンに併用する薬剤としては，ビノレルビンのみが有意な延命効果を示した。病期別にみると，Ⅱ期およびⅢ期では術後化学療法により生存期間は有意に改善したが，ⅠB期では改善する傾向のみ，ⅠA期では逆に悪化する傾向が認められた[4]。これまでの比較試験，メタアナリシスの結果から，病理病期Ⅱ−ⅢAに対しては術後化学療法の有効性が示されており，シスプラチンベースの化学療法が標準治療である。使用するレジメンに関しては，LACEの結果も合わせて考えると，現在のところビノレルビン＋シスプラチンのエビデンスレベルが最も高いと考えられる。
　2008年以降，ペメトレキセドの非扁平上皮がんに対する有効性が報告されるようになった。未治療進行非小細胞肺がんを対象としたシスプラチン＋ペメトレキセドとシスプラチン＋ゲムシタビンを比較するランダム化第Ⅲ相試験の結果が報告された[5]。主要評価項目である全生存期間で，シスプラチン＋ゲムシタビンに対する非劣性が証明され（生存期間中央値は10.3ヵ月 vs. 10.3ヵ月，p＝0.94），サブグループ解析では非扁平上皮がんにおいてシスプラチン＋ペメトレキセド群で有意に生存期間が延長していた（腺がん；12.6ヵ月 vs. 10.9ヵ月，p＝0.03，大細胞がん；10.4ヵ月 vs. 6.7ヵ月，p＝0.03）。また，既治療非小細胞肺がんを対象としたペメトレキセドとドセタキセルを比較した第Ⅲ相試験でも，腺がんのサブグループ解析でペメトレキセドが有意な生存期間の延長効果を認めた[6]。これらの結果より，ペメトレキセドは非扁平上皮非小

細胞肺がんに対する有効な薬剤として用いられるようになった。

術後補助化学療法としてのペメトレキセドの検討もいくつか行われている。完全切除されたⅠB-Ⅱ期の非小細胞肺がん118症例を対象に，ペメトレキセド＋シスプラチンとペメトレキセド＋カルボプラチンのランダム化第Ⅱ相試験が行われた。ペメトレキセド＋シスプラチン群ではmedian dose intensityはペメトレキセド98.7%，シスプラチン98.8%と良好であり，グレード3または4の血液毒性の頻度も14.1%と低い結果であった[7]。さらには，切除されたⅠB-ⅢA期の非小細胞肺がん132人を対象に，シスプラチン＋ビノレルビンとシスプラチン＋ペメトレキセドのランダム化第Ⅱ相試験では，忍容性はシスプラチン＋ペメトレキセドで高く，Gr3/4の血液毒性もシスプラチン＋ペメトレキセドで有意に頻度が低い結果であった（74% vs. 10%）[8]。このようにシスプラチン＋ペメトレキセドは術後補助化学療法としても期待されているが，ランダム化第Ⅲ相試験が実施されていないため，術後補助化学療法におけるペメトレキセドの有用性は不明である。さらに，本邦におけるペメトレキセドの適応症は「切除不能な進行・再発の非小細胞肺がん」であり，術後補助化学療法としての適応はなく，保険診療下で術後補助化学療法としてペメトレキセドを使用することはできない。

以上の背景より，「完全切除非扁平上皮非小細胞肺がんに対するペメトレキセド＋シスプラチン併用療法とビノレルビン＋シスプラチン併用療法のランダム化比較第Ⅲ相試験（JIPANG）」が計画された。

プロトコール概要（図1）

1）目的

完全切除された非扁平上皮非小細胞肺がんに対する，ペメトレキセド＋シスプラチン併用療法の有用性を，標準治療であるビノレルビン＋シスプラチン併用療法とランダム化比較において評価し，術後補助化学療法における標準治療を確立する。さらには，本邦におけるペメトレキセドの適応拡大につなげることも目的としている。

主要エンドポイント：全生存期間
副次エンドポイント：無病生存期間，治療完遂割合，有害事象発生割合

2）対象

・主な適格規準（抜粋）
1) 組織診により確認された非扁平上皮非小細胞肺がん。
2) 病理病期Ⅱ期，またはⅢA期（UICC TNM分類第7版）。
3) EGFR遺伝子変異（Exon19の欠失またはExon21のL858R点突然変異の有無）の結果が判明している（測定法は問わない）。
4) 病理学的に完全切除が確認されている。
5) 肺葉切除以上の外科切除が行われている。
6) ND2a-1以上のリンパ節郭清，または選択的リン

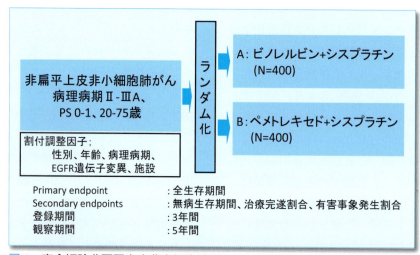

図1 完全切除非扁平上皮非小細胞肺がんに対するペメトレキセド＋シスプラチン併用療法とビノレルビン＋シスプラチン併用療法のランダム化比較第Ⅲ相試験

パ節郭清が行われている。
7）年齢は20歳以上，75歳以下である。
8）Performance status（ECOG）が0または1である。
9）登録時，手術施行から21日以上，56日以内である。
10）主要臓器機能が保たれている。
11）試験参加について患者本人から文書による同意が得られている。

3）プロトコール治療

ビノレルビン＋シスプラチン併用療法群では，第1日目にシスプラチン（80mg/m^2），第1，8日目にビノレルビン（25mg/m^2）を点滴静注する。ペメトレキセド＋シスプラチン併用療法群では，第1日目にシスプラチン（75mg/m^2），ペメトレキセド（500mg/m^2）を点滴静注する。これを1コースとして3週（21日）間隔で繰り返し投与する（4コース）。

4）予定登録数と研究期間

予定登録数は800例（各群400例）であり，登録期間を3年，追跡期間を5年としている。

5）試験実施体制

本試験は肺がんに対する国内の臨床試験としては大規模な試験であり，日本の7つの研究グループ（九州肺癌研究機構，瀬戸内肺癌研究会，日本・多国間臨床試験機構，西日本がん研究機構，中日本呼吸器臨床研究機構，東京がん化学療法研究会，胸部腫瘍臨床研究機構）による多グループ共同臨床試験として行われている。

参考文献

1) Sawabata, N, et al：Japanese lung cancer registry study of 11,663 surgical cases in 2004：demographic and prognosis changes over decade. J Thorac Oncol, 2011. 6 (7)：p. 1229-1235.
2) Arriagada, R, et al：Cisplatin-based adjuvant chemotherapy in patients with completely resected non-small-cell lung cancer. N Engl J Med, 2004. 350 (4)：p. 351-360.
3) Winton, T, et al：Vinorelbine plus cisplatin vs. observation in resected non-small-cell lung cancer. N Engl J Med, 2005. 352 (25)：p. 2589-2597.
4) Pignon, J.P, et al：Lung adjuvant cisplatin evaluation：a pooled analysis by the LACE Collaborative Group. J Clin Oncol, 2008. 26 (21)：p. 3552-3559.
5) Scagliotti, G.V, et al：Phase III study comparing cisplatin plus gemcitabine with cisplatin plus pemetrexed in chemotherapy-naive patients with advanced-stage non-small-cell lung cancer. J Clin Oncol, 2008. 26 (21)：p. 3543-3551.
6) Scagliotti, G, et al：The differential efficacy of pemetrexed according to NSCLC histology：a review of two Phase III studies. Oncologist, 2009. 14 (3)：p. 253-263.
7) Schmid-Bindert, G, et al：Pemetrexed in combination with cisplatin or carboplatin as adjuvant chemotherapy in early-stage NSCLC. ASCO Meeting Abstracts, 2009. 27 (15S)：p. 7565.
8) Kreuter, M, et al：Randomized phase 2 trial on refinement of early-stage NSCLC adjuvant chemotherapy with cisplatin and pemetrexed versus cisplatin and vinorelbine：the TREAT study. Ann Oncol, 2013. 24 (4)：p. 986-992.

7 術前のホルモン療法及びゾレドロン酸投与の併用療法

薬物療法

京都大学大学院医学研究科乳腺外科学　教授　**戸井　雅和**
京都大学大学院医学研究科乳腺外科学　助教　**鈴木　栄治**

 ## 背　景

　P-024試験[1]では，閉経後エストロゲン受容体（ER：Estrogen Receptor）とプロゲステロン受容体（PgR：Progesterone Receptor）の両者またはいずれかが陽性かつHER2陰性の乳がん患者を対象に，術前投与としてアロマターゼ阻害薬レトロゾールと抗エストロゲン薬タモキシフェンの効果が比較された。レトロゾール群における乳房温存率（45%）はタモキシフェン群（35%）より有意に高値であった。タモキシフェンとアロマターゼ阻害薬アナストロゾールを比較したIMPACT[2]，PROACT[3]試験においてもアナストロゾール群で乳房温存率が有意に増加していた。これらの結果を踏まえ，St. Gallenコンセンサス会議のエキスパートパネルは，閉経後乳がんに対する術前内分泌療法は合理的であるとし，アロマターゼ阻害剤がタモキシフェンより効果的であると認識された。

　乳がんの内分泌療法において窒素含有型ビスホスホン酸であるゾレドロン酸が有意な上乗せ効果を有することが報告された（ABCSG-12試験[4]）。この試験では1803例の閉経前乳がんを対象に2種類の術後内分泌療法（タモキシフェン＋ゴセレリン，アナストロゾール＋ゴセレリン）にゾレドロン酸投与の有無をランダムに割り付け，recurrence free survival（RFS）が検討された。ゾレドロン酸を半年に1度静注することで，RFSが有意に延長し，内分泌療法の無病生存率がゾレドロン酸非併用群で90.8%であったのに対し，ゾレドロン酸併用群では94.0%にまで上昇した。さらに，ゾレドロン酸併用群では予後の改善（hazard ratio＝0.64，p＜0.01）が認められ，病期進行リスクが36%減少した。

　さらに，Eidtmann H.ら[5]は1065例の早期乳がん患者を対象にレトロゾールを用いた術後補助療法に関するランダム化比較試験を実施した（ZO-FAST試験）。先行投与群では術後14日以内にゾレドロン酸の投与を開始し，後行投与群では骨密度の低下が認められてからか，あるいは非外傷性骨折が起こってから，ゾレドロン酸を投与した。36ヵ月の観察期間において局所再発および遠隔転移ともに先行投与群のほうが後行投与群よりも優れた再発抑制効果が認められた。このことから，より早期にゾレドロン酸の投与を開始することのメリットが示唆された。

　Coleman REら[6]は，StageⅡまたはⅢの乳がん患者3,360人に対して，標準術後補助療法（化学療法，ホルモン療法，またはその両方）にゾレドロン酸の投与の有無をランダムに割り付け，5年間の投与を行った（AZURE試験）。無病生存期間（DFS：Disease Free Survival），全生存期間（OS：Overall Survival）ともに差は認められなかった。しかし，5年以上前に閉経した乳がん患者のみを対象としたサブセット集団では，標準的術後補助療法にゾレドロン酸を加えることによってDFS，OSが有意に延長したが，閉経前の乳がん患者ではゾレドロン酸の上乗せ効果は認められなかった。

　以上から，2011年のSan Antonio Breast Cancer Symposium（SABCS）において，効果の見込まれる症例を選択できることを前提として「ゾレドロン酸の投与は標準治療となりうる」と結論づけられた。

ゾレドロン酸の抗腫瘍効果の機序に関してはさまざまな仮説が提唱されているが，免疫学的な仮説で有力なものとして，γδ型T細胞の関与がある。

　ヒト免疫担当細胞のなかで，T細胞受容体を有し，細胞傷害活性を示す細胞にはαβ受容体を有するαβ型T細胞と，γδ型受容体を有するγδ型T細胞がある。γδ型T細胞のなかでVγ2Jγ1.2Vδ2領域を有する亜群はヒトおよびサルにのみ確認されており，結核菌，マラリア原虫，大腸菌O157，ピロリ菌などの病原性微生物の産生するピロリン酸モノエステル系代謝物を認識し，初期生体防御機構の重要な位置を占めている。その後，この亜群はがんの病期が進むにつれて増加するなど腫瘍免疫にも関与していることが判明した[7]。

　窒素含有型ビスホスホン酸が抗腫瘍効果を発揮する機序としては，窒素含有型ビスホスホン酸ががん細胞に取り込まれ，代謝を阻害することにより内在性ピロリン酸モノエステルががん細胞内に蓄積し，この内在性ピロリン酸モノエステルにγδ型T細胞が反応してがん細胞の標的化が起こり，γδ型T細胞の細胞障害活性などのエフェクター作用が亢進すること[8]などが考えられている。

　乳がん患者の末梢血にはγδ型T細胞が5.2％を超える集団が約28％に，10％を超える患者が約15％程度確認されている。また，in vitroの実験系においてγδ型T細胞が末梢血中に多い患者では，ゾレドロン酸に反応し，Vδ2型T細胞の増殖とサイトカインの産生が確認されている[9]。

　これらをまとめると，乳がんの術後補助療法時にゾレドロン酸を併用投与することで良好な奏効率が得られる機序として，末梢血中に一定以上のγδ型T細胞を持つ乳がん患者において，ゾレドロン酸の投与によりがん細胞がγδ型T細胞の標的となることにより，γδ型T細胞の細胞障害活性などのエフェクター作用と，サイトカイン産生による抗腫瘍免疫の惹起が考えられる。

　以上の背景から本試験では，乳がん患者の大半を占めるER陽性HER2陰性の乳がん患者に対する術前内分泌療法時に窒素含有ビスホスホン酸であるゾレドロン酸を併用するという，新しい治療法の有効性を，探索的な位置付けにおいてスクリーニングする。ゾレドロン酸による抗腫瘍効果の機序は，γδ型T細胞を介した腫瘍に対する免疫機能の関与が in vitro および in vivo の研究から示されているが，実際の乳がん患者における検討が行われていないため，臨床的な意義が明確にされていなかった。今回我々が計画した探索的臨床試験は平成25年7月1日より先進医療として試験を開始し，閉経後の乳がん患者に，従来の術前内分泌療法にゾレドロン酸を併用した時の抗腫瘍効果を検討すると共に，γδ型T細胞の多寡との関連や活性化の状態（各種サイトカインの測定により推定）との関連を検討する。

プロトコールの概要

　T1またはT2で，かつN0，M0のER陽性かつHER2陰性閉経後乳がん患者を対象とする。レトロゾールの1日1回2.5mgの経口投与を手術前日まで24週間連日投与する。レトロゾール開始後28日に，ゾレドロン酸をCcrに基づき至適投与量を決定し1回，点滴静注する。レトロゾールを24週間経口投与した後，乳がんに対する手術を行う。主要エンドポイントはMRI（Magnetic Resonance Imaging：磁気共鳴画像）による奏効（最良総合効果：完全奏効および部分奏効）の評価である。副次エンドポイントはMRI volumetryによる腫瘍体積変化率，触診による奏効，超音波検査による奏効，乳房温存，末梢血中のγδ型T細胞の割合などの評価である。

進捗状況

　現在31例（2014年9月末現在）の試験が実施中である。試験薬投与開始前のMRIによるvolumetry像（図1）とpilot studyにおける腫瘍組織のγδ型T細

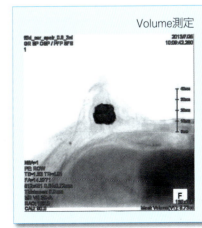

図1　MRIによるvolumetry像

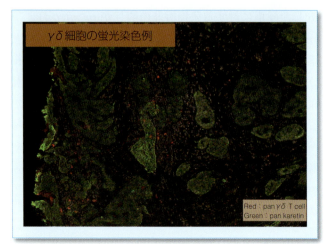

図2 pilot study における腫瘍組織のγδ型T細胞の蛍光染色例

胞の蛍光染色（図2）の1例を示す。

参考文献

1) Eiermann W, Paepke S, Appfelstaedt J, Llombart-Cussac A, Eremin J, Vinholes J, et al. for the Letrozole Neo-Adjuvant Breast Cancer Study Group Preoperative treatment of postmenopausal breast cancer patients with letrozole. A randomized double-blind multicenter study. Ann Oncol 2001；12：1527-1532.
2) Smith IE, Dowsett M, Ebbs SR, Dixon JM, Skene A, Blohmer JU, et al. Neoadjuvant treatment of postmenopausal breast cancer with anastrozole, tamoxifen, or both in combination：the immediate preoperative anastrozole, tamoxifen, or combined with tamoxifen (IMPACT) multicenter double-blind randomized trial. J Clin Oncol 2005；23：5108-5117.
3) Cataliotti L, Buzdar AU, Noguchi S, Bines J, Takatsuka Y, Petrakova K, et al. Comparison of anastrozole versus tamoxifen as preoperative therapy in postmenopausal women with hormone receptor-positive breast cancer：the Pre-Operative "Arimidex" Compared to Tamoxifen (PROACT) trial. Cancer 2006；106：2095-2103.
4) Gnant M, Mlineritsch B, Stoeger H, Luschin-Ebengreuth G, Heck D, Menzel C, et al. Austrian Breast and Colorectal Cancer Study Group. Adjuvant endocrine therapy plus zoledronic acid in premenopausal women with early-stage breast cancer：62-month follow-up from the ABCSG-12 randomised trial. Lancet Oncol 2011；12：631-641.
5) Eidtmann H, de Boer R, Bundred N, Llombart-Cussac A, Davidson N, Neven P, et al. Efficacy of zoledronic acid in postmenopausal women with early breast cancer receiving adjuvant letrozole：36-month results of the ZO-FAST Study. Ann Oncol 2010；11：2188-2194.
6) Coleman RE, Marshall H, Cameron D, Dodwell D, Burkinshaw R, Keane M, et al.；AZURE Investigators. Breast-cancer adjuvant therapy with zoledronic acid. N Engl J Med 2011；365：1396-1405.
7) Kobayashi H, Tanaka Y, Yagi J, Toma H, and Uchiyama T：Gamma/delta T cells provide innate immunity against renal cell carcinoma. Cancer Immunol Immunother 2001；50：115-124.
8) Tanaka Y：Human gamma delta T cells and tumor immunotherapy. J Clin Exp Hematopathol 2006；46：11-23.
9) 杉江知治, 田中義正, 岩崎雅史, 戸井雅和, 湊長博　ビスホスホン酸によるγδ型T細胞を標的とした乳癌免疫療法の開発　乳癌の臨床 2010；25：623-630.

8 インターフェロンα皮下投与及びジドブジン経口投与の併用療法
成人Ｔ細胞白血病リンパ腫（症候を有するくすぶり型または予後不良因子を有さない慢性型のものに限る）

薬物療法

国立がんセンター東病院血液腫瘍科　科長　塚崎　邦弘

背景

　HTLV-1感染者のうち毎年数千人に1人がATLを発症する。輸血・母乳感染対策により新規感染者は著減したが，日本に100万人以上存在する既感染者の高齢化に伴い，近年新規患者はむしろ増加している。

　ATLは，西南日本，中南米，アフリカ出身者に多い難治性の希少がんであり，HTLV-1の感染から多段階を経て発症する。わが国では，リスクの低い予後不良因子のない慢性型とくすぶり型のATL（indolent ATL）には急性転化（aggressive ATLになること）するまではWWが標準治療とされるが各ATLとも多様な臨床病態をとる。一方，欧米では1995年頃より抗ウイルス薬のIFN+AZT療法がindolent ATLに対する標準治療とされている。しかし，わが国では両剤の本疾患への薬事承認がなく用いられていない。

　低悪性度ATLに対するIFN/AZT療法は，海外での少ない症例数での報告から，海外では暫定的に「標準治療」と見做されているが，エビデンスは十分でなく，薬事承認もない。また，日本では両薬剤ともATLに対しては，薬事法上の適応症として承認されていない。保険診療の対象に至らない先進的な医療技術等と保険診療との併用を認める「先進医療」として本臨床試験を実施し，ATLの治療に対する科学的なエビデンスを明らかにするとともに，有効性が確認された場合には，薬事法上の適応拡大/保険適用を目指す。

特色・独創的な点

　JCOG-LSGは，これまでウイルス感染からATL発症までの臨床・分子病態とその治療・予防につき研究してきた。Aggressive ATLに対しては第Ⅲ相試験（JCOG9801）を完遂して新たな標準治療（mLSG15療法）を確立したほか，現在移植療法の意義を検証する試験（JCOG0907）を実施中である。一方，indolent ATLに対しては本研究の中でIFN+AZT療法とWW療法のランダム化比較試験（JCOG1111試験）を実施中である。Aggressive ATL，indolent ATLのいずれに対しても漏れのないよう網羅的に治療開発戦略を立てているのが特色である。

　また個別化医療の実現に向けた戦略が組み入れられていることも特色である。具体的にはBBJで患者検体をバンキングし，JSPFAD検体を統合してゲノム解析することにより，治療反応性と予後に関する指標マーカーを同定する。このことにより，ハイリスクキャリアとindolent ATL患者の診断規準の見直しを進め，効果予測のマーカーに基づく個別化治療の開発も試みる。

　本研究は，ATLの発症頻度が高く，臨床試験を実施する体制が確立している本邦以外では実施不可能であり，国内のみならず医学的な国際貢献が大きいことが期待される。

　IFN+AZT療法は，毒性の全くないWWと比較すると毒性は強く治療期間も長期となる。しかし，急性転化後にはさらに毒性が強い化学療法や幹細胞移植療法を行わざるを得ず予後不良である。本試験結果によりATLに対するIFN+AZT療法の有用性が検証され，新たな標準治療として医学上公知とみなされれば，両薬剤の本疾患に対する薬事承認が期待でき，患

者の大きな利益となる。

一方，IFN+AZT療法の優越性が検証できなかった場合も，IFN+AZT療法がなし崩し的に海外で用いられている状況を高いエビデンスレベルで覆すこととなる。すなわち，毒性と経済的負担がないWWが標準治療であることを高レベルのエビデンスで決定できる。

本試験への登録患者の血液試料は「オーダーメイド医療の実現プログラム」の一環としてバイオバンクジャパンに保管される。ゲノム付随研究として，試験参加患者検体に加えて，JSPFAD検体を統合してゲノム解析することにより，治療反応性と予後を予測するバイオマーカーを同定し，今回の試験対象群の個別化医療に結び付けるとともに，ハイリスクキャリアから indolent ATL 進展のリスク予測因子を解明し，新規治療標的候補の同定に繋げる。

本研究は，厚生労働省によるHTLV-1総合対策の中でも，関連疾患の中で最多のATLに対する海外での標準治療の有用性の検証とゲノム研究による個別化医療の導入をめざしている。

プロトコールの概要（図1〜4）

1）患者選択規準

20歳以上75歳未満，未治療，症候のあるくすぶり型ATLまたは予後不良因子のない慢性型ATL患者。

2）治療計画

・WW療法：ATLに対する全身的な治療介入を行わず，8週ごとに経過観察を行う。

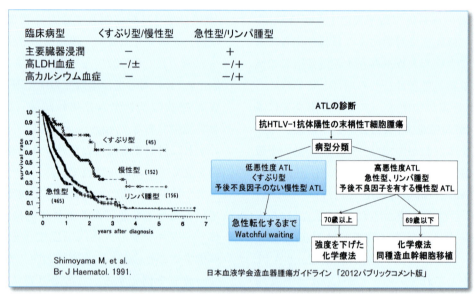

図1　ATLの臨床病型と予後・治療方針

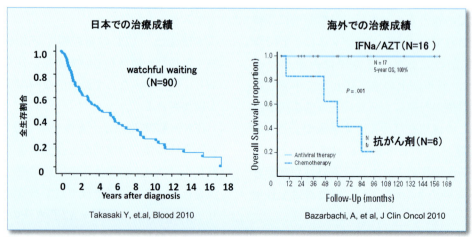

図2　低悪性度ATLに対するインターフェロンα/ジドブジン併用療法はWatchful Waiting療法に比べて有望な治療法である

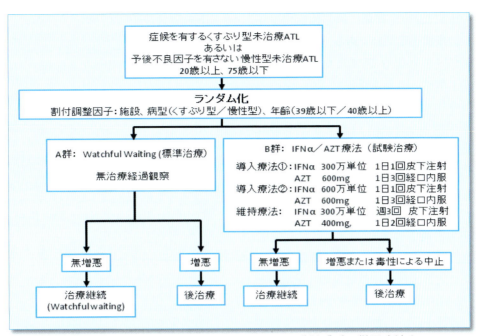

図3 低悪性度ATLに対するインターフェロンα/ジドブジン併用療法とWatchful Waiting療法のランダム化比較試験（JCOG1111）

1. ATLには標準治療法が確立されていない
2. ATLの慢性型，くすぶり型に有効な治療法が存在する？
3. 高度医療（先進医療B）評価制度を利用した開発研究

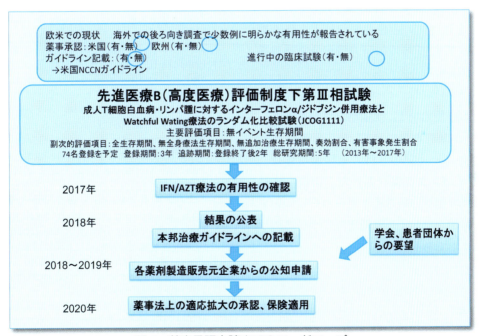

図4 薬事承認申請までのロードマップ

- IFN+AZT療法：天然型インターフェロンα（IFN：スミフェロンDS）600万単位/日を連日皮下注，ジドブジン（AZT：レトロビルカプセル）（100mg）6Cを分3で連日内服。aggressive ATLへの進行（急性転化）を含む増悪または毒性による中止まで継続し，奏効が12週持続すれば両剤を半量に減量。

3）エンドポイントと統計学的考察

Primary endpointは無イベント生存期間［急性転化（aggressive ATLへの進行）または死亡］，主な

secondary endpoints は全生存期間，無急性転化生存期間，有害事象，治療関連死割合である。

WW の 2 年無イベント生存割合を 60％，IFN＋AZT 療法で 20％ 上乗せ，有意水準片側 5％，検出力 70％，登録期間 3 年，追跡期間 2 年として両群計 68 例が必要。追跡不能例等を見込み 74 例を予定登録数とした。年間登録見込みは 20 〜 25 例であり 3 年間での登録完了を見込んでいる。

進捗状況

本試験の研究実施計画書は平成 25 年 9 月に先進医療会議で承認され，平成 26 年 12 月現在までに早期・探索的臨床試験拠点と臨床研究中核病院の 4 施設で 8 例の患者を登録し，IFN＋AZT 療法を受けた 2 例についての安全性の確認を行い，先進医療評価委員会へ報告書を提出したところである。早期・探索的臨床試験拠点と臨床研究中核病院での登録および中央モニタリングを継続するとともに，その他の JCOG-LSG 施設の先進医療 B 手続きを候補患者がいる施設を優先して，JCOG データセンターと連携して進めている。IFN＋AZT 療法を受けている患者増加による薬剤費の増加を受けて，平成 27 年度は研究費配分を基礎系から臨床系へシフトする必要がある。

付随研究：JSPFAD には，のべ 9,000 検体を超えるキャリア検体と 500 例の ATL 検体バンクが存在し，すでに 26 例のキャリアからの ATL 発症者検体と情報が収集されている。上記の 8 例の末梢血検体は，JCOG/BBJ バイオバンクに保存された。治療反応性と予後に関するバ可能性のあるイオマーカーについて予備的な研究を開始した。また附随研究についてのプロトコールを作成中である。

参考文献

1) Takatsuki K (ed) Adult T-cell Leukemia, Oxford: Oxford University Press, New York, 1994
2) Lymphoma Study Group (1984-1987): Major prognostic factors of patients with adult T-cell leukemia-lymphoma: a cooperative study Leuk Res 1991; 15: 81.
3) Shimoyama M: Diagnostic criteria and classification of clinical subtypes of adult T-cell leukaemia-lymphoma. A report from the Lymphoma Study Group (1984-87). Br J Haematol 1991; 79: 428.
4) Tsukasaki K, Fukushima T, Utsunomiy A, et al: Phase III study of VCAP-AMP-VECP vs. biweekly CHOP in aggressive adult T-cell leukemia-lymphoma (ATLL): Japan Clinical Oncology Group Study, JCOG9801. Blood 2005; 106 (11): 239a.
5) Tsukasaki K, Hermine O, Bazarbachi A, et al: Definition, prognostic factors, treatment, and response criteria of adult T-cell leukemia-lymphoma: a proposal from an international consensus meeting. J Clin Oncol 27: 453-459, 2009.
6) Gill PS, Harrington W Jr, Kaplan MH, et al: Treatment of adult T-cell leukemia-lymphoma wit a combination of interferon alpha and zidovudine. New Engl J Med 1995; 332: 1744.
7) Hermine O, Bouscary D, Gessain A, et al: Treatment of adult T-cell leukemia-lymphoma with zidovudine and interferon alfa. N Engl J Med 332: 1749-51, 1995
8) White JD, Wharfe G, Stewart DM, et. al: The combination of zidovudine and interferon alpha-2B in the treatment of adult T-cell leukemia/lymphoma. Leuk Lymphoma 2001; 40: 287.
9) Matutes E, Taylor GP, Cavenagh J, et. al: Interferon alpha and zidovudine therapy in adult T-cell leukaemia lymphoma: response and outcome in 15 patients. Br J Haematol 2001; 113: 779.
10) Bazarbachi A, Plumelle Y, Carlos Ramos J, Tortevoye P, Otrock Z, Taylor G, et al: Meta-analysis on the use of Zidovudine and interferon-alfa in adult T-cell leukemia/lymphoma showing improved survival in the leukemic subtypes. J Clin Oncol. 2010 Sep 20; 28 (27): 4177-4183.
11) Ishitsuka K, Katsuya H, Toyota T, et al: Interferon-alpha and zidovudine for relapsed/refractory adult T cell leukemia/lymphoma: case reports of Japanese patients. Int J Hematol. 2010 Dec; 92 (5): 762-764.
12) Hodson A, Crichton S, Montoto S, et. al: Use of zidovudine and interferon alfa with chemotherapy improves survival in both acute and lymphoma subtypes of adult T-cell leukemia/lymphoma. J Clin Oncol. 2011 Dec 10; 29 (35): 4696-4701.
13) Tobinai K, Kobayashi Y and Shimoyama M: Interferon alpha and zidovudine in adult T-cell leukemia-lymphoma. Lymphoma Study Group of the Japan Clinical Oncology Group. N Engl J Med 333: 1285, 1995
14) Takasaki Y, Iwanaga M, Imaizumi Y, et. al: Long-term study of indolent adult T-cell leukemia-lymphoma. Blood 115 (22): 4337-4343, 2010.
15) Kchour G, Tarhini M, Kooshyar MM, et. al: Phase 2 study of the efficacy and safety of the combination of arsenic trioxide, interferon alpha, and zidovudine in newly diagnosed chronic adult T-cell leukemia/lymphoma (ATL). Blood; 113 (26): 6528-6532, 2009.
16) 塚崎邦弘：8. 成人 T 細胞白血病リンパ腫（ATL）. 造血器腫瘍診療ガイドライン 2013 年度版（一般社団法人日本血液学会編集），p228-238, 金原出版㈱（東京），2013.

薬物療法

9 腹腔鏡下センチネルリンパ節生検　早期胃がん

慶應義塾大学医学部一般・消化器外科　准教授　**竹内　裕也**
慶應義塾大学医学部一般・消化器外科　助教　**島田　理子**
慶應義塾大学医学部一般・消化器外科　教授　**北川　雄光**

背 景

　従来，早期胃がんに対する外科治療はその根治性に主眼が置かれ，リンパ節転移陰性症例にも広範な胃切除とリンパ節郭清が行われてきた。そのため，小胃症状（20-30％）やダンピング症候群（15-30％）など長期的QOLの低下が問題となっていた。近年では根治性に加え，長期的QOLを重視した機能温存縮小手術が次世代の術式として期待されている。

　センチネルリンパ節（sentinel node）とは，腫瘍から直接リンパ流を受けるリンパ節のことであり，センチネルリンパ節が最初のリンパ節微小転移を生ずる場所とする考え方をセンチネルリンパ節理論と呼んでいる。その歴史は1960年にGouldら[1]が耳下腺腫瘍における特定のリンパ節をセンチネルリンパ節と命名し，その転移診断により頸部郭清術の適応を決定したことに始まる。1977年にはCabanasら[2]が陰茎がんにおいてリンパ管造影を行いセンチネルリンパ節を同定，1992年にはMortonら[3]が早期悪性黒色腫において色素を用いてセンチネルリンパ節を同定し，その転移の有無が所属リンパ節の転移状況を反映していると報告した。症例個々にセンチネルリンパ節同定が可能であると報告したMortonらの報告により，以降急速にセンチネルリンパ節に関する研究がすすめられた。乳がん領域では1993年にKragら[4]が放射性同位元素（RI）を，1994年にはGiulianoら[5]が色素を用いてセンチネルリンパ節を同定し，その高い同定率・転移検出能から乳がんでのセンチネルリンパ節理論の妥当性が証明された。術後合併症に悩む患者からの要望も強く多数の臨床例が積み上げられ，センチネルリンパ節生検は現在では乳がんの標準治療として認められている。

　胃がん領域では1994年に三輪ら[6]が「胃がん縮小手術における根治性確保の工夫：内視鏡的リンパ系描出法」として内視鏡下に2％パテントブルーを腫瘍周囲へ投与し青染されたリンパ節をセンチネルリンパ節として診断し，短時間で転移診断を行う方法を報告した。しかしながら当時胃リンパ流は多方向性であること，跳躍転移が存在することなど，その実臨床応用へは懐疑的な意見もあった。そこで我々Sentinel Node Navigation Surgery（SNNS）研究会は胃がんセンチネルリンパ節生検に関する多施設共同試験を計画し，その妥当性の検証を行った。

プロトコールの概要と結果

　胃がんにおけるセンチネルリンパ節理論の臨床応用可能性については，平成14-17年度厚生労働省がん研究助成「各種臓器における見張りリンパ節ナビゲーション手術標準手技の確立」の一環としてSNNS研究会多施設共同研究「胃癌におけるセンチネルリンパ節を指標としたリンパ節転移診断に関する臨床試験」及びそれに引き続く先進医療B13番「早期癌に対する腹腔鏡下センチネルリンパ節生検」が胃がんcT1N0/cT2N0症例（腫瘍長径4cm以下，単発，術前未治療例）を対象として行われた[7]（図1）。この先行研究ではセンチネルリンパ節を同定するためのトレーサーとして色素とRIが用いられ，切除には患者安全のためにセンチネルリンパ節生検のみならず標準リン

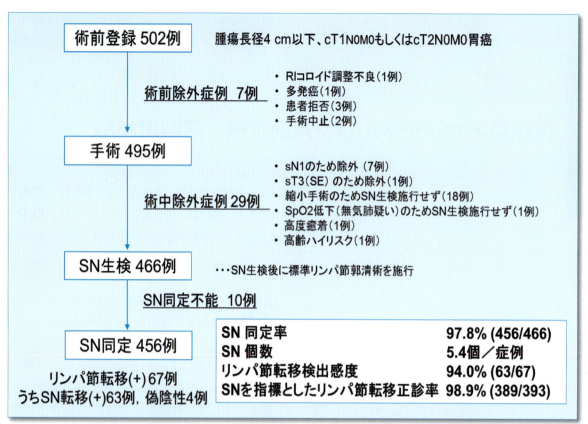

図1 「早期がんに対する腹腔鏡下センチネルリンパ節生検」試験概要

パ節郭清術も付加されていた。502例が本試験に登録され，うち466例にセンチネルリンパ節生検が実施された（除外理由…術前除外症例7例：RIトレーサー調整不良1例，多発がん1例，患者拒否3例，手術中止2例。術中除外症例29例：術中肉眼的リンパ節転移陽性7例，原発巣漿膜浸潤陽性1例，縮小手術実施18例，血液酸素飽和度の低下1例，腹腔内高度癒着1例，高齢ハイリスク1例）。検出されたセンチネルリンパ節は平均5.4個で同定率は97.8％（456/466）であった。リンパ節転移陽性の67例のうちセンチネルリンパ節転移陽性例は63例であった。以上の結果よりセンチネルリンパ節による転移検出感度は94.0％（63/67），陰性的中率は98.9％（389/393），正診率は99.1％（452/456）であった。4例の偽陰性例のうち3例は腫瘍長径4cm以上あるいはSS浸潤がんであり，cT1N0の1例で検出された転移リンパ節もセンチネルリンパ節流域内の転移のみであった。センチネルリンパ節生検手技自体による重篤な有害事象は認めなかった。

この結果は，従来乳がんや悪性黒色腫で報告されているセンチネルリンパ節生検の成績に匹敵する良好な成績であり，対象を長径4cm以下のcT1N0単発胃がんに限定し，原発巣の切除に加え，センチネルリンパ節転移陰性症例にはセンチネルリンパ節とセンチネルリンパ節を含むリンパ流域（Sentinel Node Basin）切除を，センチネルリンパ節転移陽性例には従来通りの定型手術を行うことで，患者個々のリンパ節転移状況に応じた個別化手術が実施可能であるということが示された。

次期先進医療B多施設臨床試験の概要（図2）

先述の先行研究結果に基づいて，センチネルリンパ節を指標とした術式選択，すなわち転移陰性例にはセンチネルリンパ節流域切除を原則とした縮小手術を，またセンチネルリンパ節転移陽性例には定型手術を行うことによる症例ごとのリスクに応じた必要十分な個別化手術の実施・実臨床応用を目指す次期多施設臨床試験が先進医療Bとして承認され，全国17施設で2014年5月より開始された。この研究結果が，従来の早期胃がん手術の成績と比較して，根治性を損なうことなく長期的なQOLの改善を示せれば，本術式は胃がん治療の新たな選択肢として，わが国の多くの患

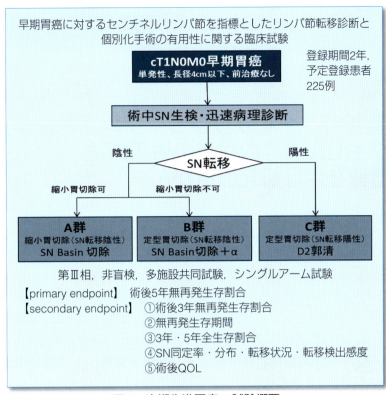

図2 次期先進医療B試験概要

者にとっての恩恵となることと考えている。また，本研究で得られたセンチネルリンパ節分布や転移のデータを解析することで，胃のリンパ流に関するより詳細な検討が可能となり，解剖学的特徴から胃がんの転移動態が解明されれば，将来的には腫瘍の局在や深達度診断・組織型などに基づいた新しい治療法も期待される。このように次期先進医療B多施設臨床試験はわが国から世界に発信できる新しい胃がん縮小手術のエビデンスとして，その結果が期待されている。

参考文献

1) Gould EA, Winship T, Philbin PH, et al：Observation on a "sentinel node" in cancer of the parotid. Cancer 13：77-78, 1960.
2) Cabanas RM：An approach for the treatment of penile carcinoma. Cancer 39：456-466, 1977.
3) Morton DL, Wen DR, Wong JH, et al：Technical details of intraoperative lymphatic mapping for early stage melanoma. Arch Surg 127：392-399, 1992.
4) Krag DN, Weaver DL, Alex C, et al：Surgical resection and radio-localization of the sentinel node in breast cancer using a gamma probe. Surg Oncol 2：335-340, 1993.
5) Giuliano AE, Kirgan DM, Guenther JM, et al：Lymphatic mapping and sentinel lymphadenectomy for breast cancer. Ann Surg 220：391-401, 1994.
6) 三輪晃一：胃癌縮小手術における根治性確保の工夫　内視鏡的リンパ系描出法（endoscopic lymphatic mapping：ELM), 医学の歩み 170巻11号 940-941, 1994.
7) Kitagawa Y, Takeuchi H, Takagi Y, Natsugoe S, Terashima M, Murakami N, Fujimura T, Tsujimoto H, Hayashi H, Yoshimizu N, Takagane A, Mohri Y, Nabshima K, Uenosono Y, Kinami S, Sakamoto J, Morita S, Aikou T, Miwa K, Kitajima M. Sentinel node mapping for gastric cancer：A prospective multicenter trial in Japan. J Clin Oncol 31：3704-3710, 2013.

薬物療法

10 S-1内服投与，オキサリプラチン静脈内投与及びパクリタキセル腹腔内投与の併用療法
―腹膜播種を伴う初発の胃がん―

東京大学大学院医学系研究科腫瘍外科学　准教授　北山　丈二

背景

近年の化学療法の進歩により，消化器がんの治療成績は格段に向上したが，胃がんの腹膜播種の治療法に関しては未だにエビデンスに乏しく，明確なコンセンサスが得られていない状況にある。腹膜播種はがんが腹腔内に散布される形で，多数の転移病変が形成される病態である。一般に，経静脈的に全身投与された抗がん剤は，腹膜表面に存在する播種病変への移行率が極めて低く，播種に対する効果を発揮するには至らないとされている。事実，現在，進行再発胃がんに対してはS-1＋シスプラチン併用療法が標準治療とされているが，S-1＋シスプラチン治療の播種に対する治療効果は十分ではなく，腎毒性予防のための水分負荷がQOLの悪化につながることもしばしば経験するため，より有効な治療法の確立が急務であると考えられる。

薬剤を腹腔内に投与する腹腔内投与は，高濃度の抗がん剤をがん細胞に直接暴露させることができるため，播種に対する治療法としては，合理的な治療法と考えられ，古くから実践されてきた。しかし，多くの薬剤は，腹腔内から極めて早期に吸収されるため，局所での有効濃度が保たれず，顕著な臨床的効果をもたらさなかった。これに対し，パクリタキセルに代表されるタキサン系薬剤は，脂溶性で分子量が比較的大きいため，腹腔内投与後にはリンパ系から緩徐に吸収されるため，高い腹水中濃度が長時間維持されるという薬理学的特性を持つ[1,2]。また，腹腔内投与後の血中濃度の上昇は軽微であるため，他の全身化学療法と安全に併用可能であるという利点を有し，腹腔内投与に適した薬剤であると考えられる。

そこで，我々は，皮下留置型腹腔内アクセスポートを利用し，タキサン系抗がん剤を腹腔内に反復投与する方法を開発した。腹膜播種を伴う胃がんを対象として，S-1＋パクリタキセル経静脈投与に腹腔内投与を併用する治療レジメンを作成，第Ⅰ相試験にて腹腔内推奨投与量を決定し[3]，第Ⅱ相試験を実施，全体の1年全生存率78％，奏効率56％という良好な成績を得た[4]。現在，先進医療制度下にて本治療法の有用性を検証する第Ⅲ相の比較試験を行っている。

この過程で，我々は，本レジメンは播種病変に対しては極めて高い抗腫瘍効果を発揮するが，原発巣や遠隔病変に対する制御効果はやや弱い傾向を認めた。そこで，全身に対するより強い抗腫瘍効果を持つと考えられるS1＋オキサリプラチン（SOX）レジメンにパクリタキセルの腹腔内投与を組み合わせる新たな治療レジメンを考案し，胃がん播種症例に対する治療効果を探索することを試みた。

経過と現状

SOX療法は再発大腸がんに対してすでに広く用いられており，その安全性と有効性がすでに証明されている。近年，胃がんに対する有用性も示され[5]，2014年度保険収載された。そこで，このSOX療法にPTX腹腔内投与を併用すれば，腹膜以外に存在する遠隔病変も制御できるのではないか？と考え，腹腔内パクリタキセルの推奨容量を決定する第Ⅰ相試験を実施した。治療プロトコールを図1に示す。腹膜播種陽性胃がん12例を対象として，PTX腹腔内投与の用量を

20mg/m² から 40mg/m² まで増量したところ、2コース終了時までに用量制限毒性は出現しなかった。したがって、推奨投与量を40mg/m²に決定した。毒性のプロファイルを図2に示すが、Grade3以上の有害事象としては、パクリタキセル40mg/m²を腹腔内投与した3例中1例に好中球減少を認めたのみであった。また、腹腔洗浄細胞診が陽性であった10例全例で陰性化を認め、治療後に二次審査腹腔鏡を施行した9例では腹膜播種の著明な縮小が確認されるなど、有効性においても非常に有望な結果が得られた。

これに基づき、先進医療制度下にて、腹膜播種を伴う初発胃がん症例を対象として、S-1/オキサリプラチン+パクリタキセル腹腔内投与併用療法の安全性および有効性の評価を行う第II相試験を企画した。多施設共同の非対照探索的臨床試験で主要エンドポイントは1年全生存割合、副次エンドポイントとして、奏効率、腹腔洗浄細胞診陰性化率、安全性を検討する。組織学的または細胞学的に腺がんであることが確認された初発胃がん症例で、画像診断または審査腹腔鏡により腹膜播種が確認され、前化学療法を受けていない症例を対象とする。治療プロトコールは図1に示すとおりで、腹腔内投与パクリタキセルは40mg/m²である。目標症例数は50例で、試験実施期間は、2014年6月からで、2014年12月現在、症例集積中である。症例登録が完了した時点から1年後に主要評価項目および副次的評価項目の解析を行う。解析終了の1年後(登録完了の2年後)に予後調査を行うこととしている。

まとめ

パクリタキセル腹腔内投与は、播種巣の周囲から直接薬剤を浸透させることにより、腫瘍内薬剤分布に大きな変化を与え、腹膜病変に対して著効を示すため、さまざまな全身化学療法を併用可能であると考えられる[6]。オキサリプラチンはシスプラチンと比べて末梢神経毒性の発現頻度が高いものの、腎機能障害の発現頻度が低いため、腎毒性予防のための大量補液が不要となり、外来投与が可能という利点がある。第I相試験の結果、パクリタキセルの腹腔内推奨投与量は、元

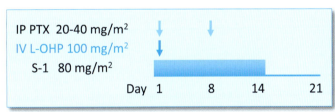

図1 SOX + IP PTX レジメン

	レベル1 (n=6)		レベル2 (n=3)		レベル3 (n=3)		
グレード	1	2	1	2	1	2	3
白血球減少	1		1		2		
好中球減少	1		1			1	1
貧血	3	3	1	2	1	2	
血小板減少	2				2		
疲労	1	2	1	1	1		
食欲不振	1	2		2	1	2	
悪心	1	1	1	1	2		
下痢	1		1		1		
感覚性神経障害	5		3		2		

DLT:発現なし MTD:未到達 RD:40 mg/m²

図2 SOX + IP PTX 毒性

2012 ASCO-GI

のレジメン（S1＋パクリタキセル静脈内・腹腔内併用投与）よりも多い量が入ることから，全身のみならず播種に対してもより強い制御効果を発揮することも期待できる．胃がん播種症例に対する Induction chemotherapy として極めて有用な治療プロトコールになりうると考えている．

参考文献

1) Markman, M. 2003. Intraperitoneal antineoplastic drug delivery : rationale and results. Lancet Oncol 4 : 277-283.
2) Soma, D., Kitayama, J., Ishigami, H., Kaisaki, S., and Nagawa, H. 2009. Different tissue distribution of paclitaxel with intravenous and intraperitoneal administration. J Surg Res 155 : 142-146.
3) Ishigami, H., Kitayama, J., Otani, K., Kamei, T., Soma, D., Miyato, H., Yamashita, H., Hidemura, A., Kaisaki, S., and Nagawa, H. 2009. Phase I pharmacokinetic study of weekly intravenous and intraperitoneal paclitaxel combined with S-1 for advanced gastric cancer. Oncology 76 : 311-314.
4) Ishigami, H., Kitayama, J., Kaisaki, S., Hidemura, A., Kato, M., Otani, K., Kamei, T., Soma, D., Miyato, H., Yamashita, H., et al. 2010. Phase II study of weekly intravenous and intraperitoneal paclitaxel combined with S-1 for advanced gastric cancer with peritoneal metastasis. Annals of oncology 21 : 67-70.
5) Yamada Y, Higuchi K, Nishikawa K, Gotoh M, Fuse N, Sugimoto N, Nishina T, Amagai K, Chin K, Niwa Y, Tsuji A, Imamura H, Tsuda M, Yasui H, Fujii H, Yamaguchi K, Yasui H, Hironaka S, Shimada K, Miwa H, Hamada C, Hyodo I. Phase III study comparing oxaliplatin plus S-1 with cisplatin plus S-1 in chemotherapy-naïve patients with advanced gastric cancer. Ann Oncol. 2014 Oct 14. Online
6) Kamei, T., Kitayama, J., Yamaguchi, H., Soma, D., Emoto, S., Konno, T., Ishihara, K., Ishigami, H., Kaisaki, S., and Nagawa, H. 2011. Spatial distribution of intraperitoneally administered paclitaxel nanoparticles solubilized with poly (2-methacryloxyethyl phosphorylcholine-co n-butyl methacrylate) in peritoneal metastatic nodules. Cancer Sci 102 : 200-205.

薬物療法

11 初発中枢神経系原発悪性リンパ腫に対する照射前大量メトトレキサート療法後のテモゾロミド併用放射線治療＋テモゾロミド維持療法

埼玉医科大学国際医療センター脳神経外科　西川　亮

背景

中枢神経系原発悪性リンパ腫は脳腫瘍全国集計調査報告によれば原発性脳腫瘍の3.1%を占める[1]。いわば希少疾患であるが、近年の増加傾向が著しく、最近の20年間で罹患率は10倍に増加したと報告されている[2]。一方で、その治療成績の改善ははかばかしくない。本腫瘍は極めて浸潤性の強い悪性腫瘍であるので、手術による全摘は不可能である。そこで化学療法と放射線治療が行われ、その奏効割合は80-90%に達するが、初期治療終了後1-2年で大半の症例が再発し、生存期間中央値は現在においても3年に満たない[1]。

本疾患に対する現在の標準治療は、手術による診断確定の後、大量メトトレキサート療法を行って、さらに続けて30Gyの全脳照射を行うことである。体幹部の悪性リンパ腫に対する標準治療はリツキシマブとCHOP療法であるが、これらの薬剤は血液脳関門を通過しないために、R-CHOP療法では本疾患の生存期間中央値は1年でしかない。そこで、(1) 本疾患に有効性があり、かつ (2) 血液脳関門を通過する抗がん剤を用いることが新たな治療法の開発を行う上での重要なポイントと考えられた。テモゾロミドは最も頻度の高い悪性脳腫瘍である膠芽腫治療における標準化学療法剤である。血液脳関門を通過するとともに、有害事象が少ないという特長も有する。本疾患においては、いくつかの報告においてその有効性が示されているが[3]、特にテモゾロミドの感受性予測因子であるO^6-methylguanine-DNA methyltransferase（MGMT）のpromotor領域のメチル化が本疾患の約半数に認められることが、本疾患における有効性の裏付けとなる[4]。

以上より、本疾患の術後治療をメトトレキセート大量療法で開始し、その後の放射線療法照射中と照射後にテモゾロミド内服を標準治療にアドオンする試験治療を検証する臨床試験を計画した。

プロトコールの概要

中枢神経系原発悪性リンパ腫における大量メトトレキサート療法とそれに続く全脳照射という治療法と、膠芽腫における放射線照射にテモゾロミドを併用し、さらにテモゾロミドを維持療法として投与する治療法を、合体させた治療法になっている（図1）。具体的な臨床試験のシェーマは図2に示した。すなわち、まず手術を行って組織診断を確認した後、以下を適格基準として症例を一次登録する。

1) 病理組織学的にびまん性大細胞型B細胞リンパ腫であることが確認されている。
2) 中枢神経系（大脳、小脳、脳幹）が原発と判断される。
3) 初発時病変の単発、多発は問わない。
4) 脳脊髄液の細胞診で、リンパ腫細胞陰性または疑陽性。ただし、頭蓋内圧亢進が疑われ脳脊髄液の細胞診ができない場合は、脳MRIと全脊髄MRIにてリンパ腫性髄膜炎を認めないと判断されれば適格とする。
5) 大脳リンパ腫症ではない。
6) 登録時の年齢が20歳以上、70歳以下である。
7) PS（ECOG）が0-2、もしくは腫瘍による神経症

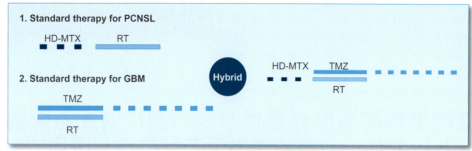

図1 先進医療技術の概念図
中枢神経系原発悪性リンパ腫（PCNSL）に対する大量メトトレキサート（HD-MTX）療法＋放射線照射（RT）と，膠芽腫（GBM）に対するテモゾロミド（TMZ）を併用する放射線照射を合体させた治療法である。

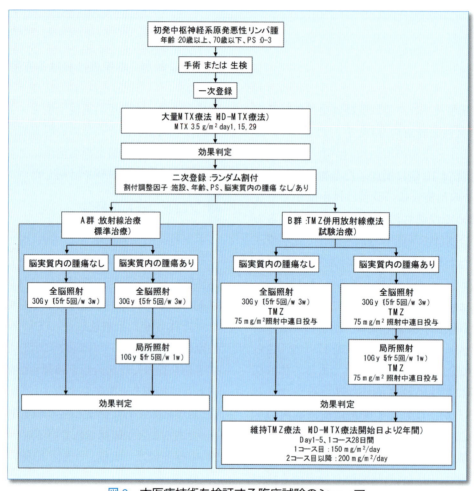

図2 本医療技術を検証する臨床試験のシェーマ

状のみに起因するPS3のいずれかである。
8) 他のがん種に対する治療としての化学療法，放射線療法いずれの既往もない。ただし，前立腺がんや乳がんに対するホルモン療法の既往は，最終投与日から5年以上再発がない場合は適格とする。また前立腺がん，乳がん，早期声門がんに対する頭蓋外の放射線照射単独治療は，最終照射日から5年以上再発がない場合，がん以外に対する定位手術的照射，定位放射線治療の既往は適格とする。
9) 頸部，胸部，腹部，骨盤および鼠径部の造影CTで，中枢神経系（大脳，小脳，脳幹），および，眼内以外に病変を認めない。また，全身PETを施行した場合は中枢神経系（大脳，小脳，脳幹）および眼内以外に病変を認めない。ヨードアレルギー

などにより造影CTが行えない場合は，単純CTに加えて全身PET検査も必須とし，中枢神経系（大脳，小脳，脳幹）および眼内以外に病変を認めないことを確認する。

10）主要臓器機能が保たれている。

11）試験参加について患者本人，あるいは患者本人が意識障害，認知機能障害や失語などのために説明内容の理解・同意が困難である場合には代諾者から，文書で同意が得られる。ただし説明内容の理解・同意が可能であっても神経症状によって患者本人の署名が困難である場合，患者本人の同意確認の署名を代筆者が行ってもよい。代筆者は，配偶者および二親等以内の親族とする。

そしてまず，大量メトトレキサート療法を3サイクル行った後，以下の適格基準で二次登録を行う。

1）一次登録後，大量メトトレキサート療法が少なくとも1コース行われている。

2）PS（ECOG）が0-2，もしくは腫瘍による神経症状のみに起因するPS3のいずれかである。

3）大量メトトレキサート療法後における頭部造影MRIで，脳実質内の腫瘍の有無が判明している。

4）二次登録までに行われたいずれの脳脊髄液細胞診でも陽性と診断されていない。

5）中枢神経系（大脳，小脳，脳幹）および眼内以外に病変を認めない。

6）散瞳下の眼底検査およびスリットランプ（細隙灯顕微鏡）検査で，眼病変の有無が判明している。

7）CTCAE v4.0によるGrade 3以上の感染，食欲不振，Grade 2以上の肺臓炎を認めない。

8）感染を疑わせる38℃以上の発熱を有さない。

9）主要臓器機能が保たれている。

そして，テモゾロミドを併用した全脳放射線照射を行い，さらに維持テモゾロミド療法を2年間行うのが，この先進医療の対象となる治療法である。

 進捗状況

先進医療B制度に従って順次施設登録が開始された。登録症例数は本稿脱稿の時点でまだ3例である。

参考文献

1) Report of Brain Tumor Registry of Japan (1984-2000). Neurol Med Chir (Tokyo) 49 Suppl : 1-101, 2009.
2) Corn BW, Marcus SM, Topham A, Hauck W, Curran WJ.: Will primary central nervous system lymphoma be the most frequent brain tumor diagnosed in the year 2000? Cancer 79 : 2409-2413, 1997.
3) Reni M, Zaja F, Mason W, Perry J, Mazza E, Spina M, Bordonaro R, Ilariucci F, Faedi M, Corazzelli G, Manno P, Franceschi E, Pace A, Candela M, Abbadessa A, Stelitano C, Latte G, Ferreri AJ : Temozolomide as salvage treatment in primary brain lymphomas. Br J Cancer. 96 : 864-7, 2007.
4) Adachi J, Mishima K, wakiya K, Suzuki T, Fukuoka K, Yanagisawa T, Matsutani M, Sasaki A, Nishikawa R. O6-methylguanine-DNA methyltransferase promoter methylation in 45 primary central nervous system lymphoma : Quantitative assessment of methylation and response to temozoromide treatment. J Neurooncol 107 : 147-153, 2012.

薬物療法

12 術前のTS-1内服投与，パクリタキセル静脈内及び腹腔内投与並びに術後のパクリタキセル静脈内投与及び腹腔内投与の併用療法
根治切除が可能な漿膜浸潤を伴う胃がん（洗浄細胞診により，がん細胞の存在が認められないものに限る）

近畿大学医学部外科/近畿大学医学部附属病院がんセンター　准教授　今野　元博

背景

　根治切除可能な進行胃がんに対する標準治療はD2リンパ節郭清を伴う胃切除＋術後のTS-1内服（1年間）である。この標準治療後の再発形式として最も多くみられるものが腹膜転移である[1]。

　腹膜転移再発はD2リンパ節郭清を伴う胃切除のみでは制御できず[2]，また術後のTS-1の内服も腹膜転移再発抑制に一定の効果しかない[1]。腹膜転移再発防止のためには，胃壁に浸潤し，漿膜から腹腔内に播種したがん細胞ならびに，このがん細胞に起因する微小腹膜転移をより強力に制御する必要がある。TS-1経口投与法では腹腔内という閉鎖されたスペースへの薬剤デリバリーが困難なため，根治術後に腹腔内に残存した微小ながん細胞の成長を妨げ得ない。つまり腹膜転移再発を特異的に予防するためには，微少ながん細胞が存在する腹腔内への効率的な薬剤デリバリー方法を開発する必要がある。

　我々のグループは，腹腔内への薬剤デリバリーとして直接腹腔内に投与する方法が最も効率的かつ有効であると考え，胃がん腹膜転移に対し，パクリタキセルを腹腔内に投与する腹腔内化学療法の臨床試験をすすめており[3〜5]，70％近い1年全生存率や13.7％の5年生存率を得ている（図1）。

　パクリタキセルの腹腔内投与がこのような良好な成績を示す理由として，腹腔内に投与されたパクリタキセルの停留性および腫瘍への直接浸透性が挙げられる。我々が報告したように，パクリタキセルは脂溶性

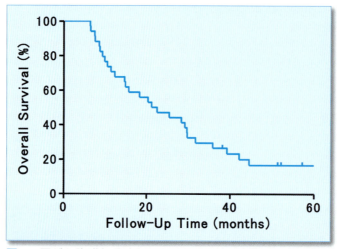

図1　胃がん腹膜転移症例に対する単回パクリタキセル腹腔内投与＋逐次TS-1＋パクリタキセル静脈投与法の治療成績

で分子量が大きいという特性により，腹腔内投与後にはリンパ系から緩徐に吸収され，経静脈投与後と比べて遥かに高い腹水中濃度が長時間にわたって維持される[6]。またその抗腫瘍効果に関して，腹腔内に投与されたパクリタキセルに直接接触した腹腔内遊離がん細胞は，投与24時間後にはapoptosis様の変化を呈することを示した[7]。

腹腔内化学療法は胃がん腹膜転移に対して有用な治療モダリティであることが臨床データから示され，基礎的実験によりその効果発現の理論的根拠が積み重ねられてきた。今後臨床の現場において解決すべき重要な課題は，根治的手術がなされた進行胃がん症例に対する予防的腹腔内化学療法の効果を検証することである。

そこで，腹腔内化学療法により腹膜転移再発を防ぐことができるのかを検討するために，腹膜転移がなく，洗浄細胞診によりがん細胞の存在が認められない漿膜浸潤陽性胃がん症例を対象に，周術期にパクリタキセル腹腔内化学療法を行う第Ⅱ相臨床試験を計画した。腹膜転移再発の高危険群に対して，術前に腹腔内化学療法を施行することにより，腹腔内に存在する微少ながん細胞に抗がん剤を直接作用させて死滅させ，また，術後に腹腔内化学療法を施行することにより，残存するがん細胞，ならびに術中操作により腹腔内に撒布されたがん細胞を根絶させて腹膜転移再発を予防することを目標としている。D2リンパ節郭清を伴う胃切除術後のパクリタキセル腹腔内投与の安全性については，パクリタキセルの薬物動態は手術の有無にかかわらずほぼ同等であり，毒性も認容範囲内であることを確認済みである[8]。

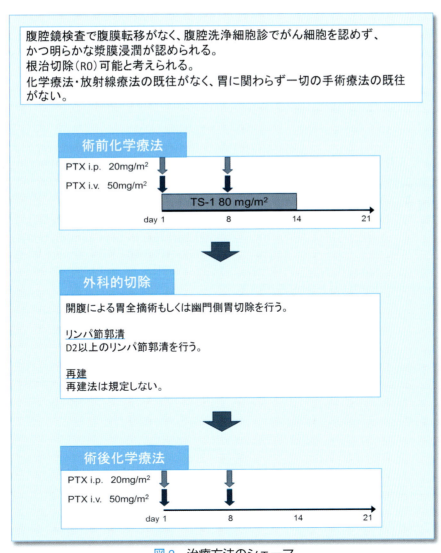

図2　治療方法のシェーマ

プロトコール概要

　根治切除（R0）は可能であるが画像診断で漿膜浸潤が疑われる胃がん症例に対して診断的腹腔鏡検査を行い，腹膜転移がなく，腹腔洗浄細胞診でがん細胞を認めず，かつ明らかな漿膜浸潤が認められることを確認する。この症例に対して術前補助化学療法として21日を1コースとし，TS-1は基準量（80 mg/m^2）を14日間内服し，7日間休薬する。パクリタキセルは第1，8日目に50 mg/m^{2}を経静脈投与，20 mg/m^{2}を腹腔内投与する。3コース施行後42日以内に手術を施行する。手術は定形手術とする。リンパ節郭清はD2以上のリンパ節郭清を行う。再建法は規定しない。術後補助化学療法として術後14 PODを目安に，21日を1コースとしパクリタキセルを第1，8日目に50 mg/m^{2}経静脈投与，20 mg/m^{2}腹腔内投与を3コース施行する（図2）。

　主要評価項目は治療完遂率である。つまり登録完了の約6ヵ月後に本試験の結果が判明するために，その際に解析を実行する。平成29年1月頃に結果が判明すると考える。

 進捗状況

　本臨床試験は2014年8月1日に先進医療Bとして厚生労働大臣の告示を受けた。現在，協力医療機関の申請を行っている段階である。

参考文献

1) Sasako M, Sakuramoto S, Katai H, et al：Five-year outcomes of a randomized phase III trial comparing adjuvant chemotherapy with S-1 versus surgery alone in stage II or III gastric cancer. Journal of clinical oncology：official journal of the American Society of Clinical Oncology 2011；29：4387-4393.
2) Maehara Y, Hasuda S, Koga T, Tokunaga E, Kakeji Y, Sugimachi K. Postoperative outcome and sites of recurrence in patients following curative resection of gastric cancer. The British journal of surgery 2000；87：353-357.
3) Imano M, Yasuda A, Itoh T, et al：Phase II study of single intraperitoneal chemotherapy followed by systemic chemotherapy for gastric cancer with peritoneal metastasis. Journal of gastrointestinal surgery：official journal of the Society for Surgery of the Alimentary Tract 2012；16：2190-2196.
4) Ishigami H, Kitayama J, Kaisaki S, et al：Phase II study of weekly intravenous and intraperitoneal paclitaxel combined with S-1 for advanced gastric cancer with peritoneal metastasis. Annals of oncology：official journal of the European Society for Medical Oncology / ESMO 2010；21：67-70.
5) Yamaguchi H, Kitayama J, Ishigami H, Emoto S, Yamashita H, Watanabe T. A phase 2 trial of intravenous and intraperitoneal paclitaxel combined with S-1 for treatment of gastric cancer with macroscopic peritoneal metastasis. Cancer 2013；119：3354-3358.
6) Imano M, Peng YF, Itoh T, et al：A preliminary study of single intraperitoneal administration of paclitaxel followed by sequential systemic chemotherapy with S-1 plus paclitaxel for advanced gastric cancer with peritoneal metastasis. Anticancer research 2012；32：4071-4075.
7) Imano M, Imamoto H, Itoh T, et al：Impact of intraperitoneal chemotherapy after gastrectomy with positive cytological findings in peritoneal washings. European surgical research Europaische chirurgische Forschung Recherches chirurgicales europeennes 2011；47：254-259.
8) Imano M, Imamoto H, Itoh T, et al：Safety of intraperitoneal administration of paclitaxel after gastrectomy with en-bloc D2 lymph node dissection. Journal of surgical oncology 2012；105：43-47.

細胞療法・免疫療法

1 十二種類の腫瘍抗原ペプチドによるテーラーメイドのがんワクチン療法
ホルモン不応性再燃前立腺がん

久留米大学先端癌治療研究センター臨床研究部門　教授　**野口　正典**

　背　景

　近年，前立腺がんは，罹患率・死亡率ともに上昇している。現在，前立腺がんの標準治療法には，手術療法，放射線療法，ホルモン療法の3種類がある。これらの治療で治療抵抗性となった場合，最終的に去勢抵抗性前立腺がん（ホルモン不応性再燃前立腺がん）となり，多くの施設では抗がん剤での治療が行われる。しかし抗がん剤は副作用が強く，特に体力の衰えた高齢者は長期の治療継続が困難な症例も少なくない。このような中で，第4の治療法として注目されるのが，がんワクチン療法である。

　がんワクチン療法の主体は，T細胞の1種のCTL（cytotoxic T lymphocyte）を誘導することである。抗原提示細胞である樹状細胞に貪食されたがん抗原は，細胞内で8-10個のアミノ酸のペプチドにプロセッシングされ，HLA-クラスⅠ抗原上に提示される。それによって，CD8陽性リンパ球が刺激され，CTLを誘導し，同じ抗原ペプチドを提示しているがん細胞を攻撃する[1～3]。CTLには，現在ある自分のがん細胞に反応している活性化CTL（activated T cell）と，以前反応していたCTL（memory T cell），そして，反応可能であるがこれまでに反応したことがないCTL（naïve T cell）の3種類がある。このうちnaïve T cellを単一ペプチドで刺激しても免疫応答を得るのに時間がかかる。そこで，あらかじめmemory T cellに認識されたがん抗原をワクチン投与前に調べ，それらをペプチドワクチンとして投与するのである。

　これまでのペプチドワクチン療法は，疾患に特定した1種類のペプチドのみを投与していた。しかし担がん患者，特に進行がん患者では免疫能が低下しており，免疫誘導にかなりの時間を要するため，免疫能を賦活している間に患者が死亡するケースが多く，期待する効果が得られなかった。そこで，より効果のある方法を模索している時，患者の血液から，ワクチン投与前の末梢血にがん抗原ペプチド特異的CTL前駆体が存在していることが発見され，2000年からは，ペプチドワクチン投与前に末梢血中のペプチド特異的CTL前駆体の検出および，投与前血漿中のペプチド特異抗体を測定し，陽性反応のあるペプチド上位4種類までを選択して投与するようになった。これが「テーラーメイド」の由来である。

　この方法によって，より早くより的確な免疫応答を得られるようになり，臨床効果も得られるようになった。実際に非テーラーメイド投与に比して，テーラーメイドワクチンを投与することで，早期のかつ強力な免疫賦活が大多数（70～90%）の症例で認められている。またペプチドワクチンによって，局所に免疫誘導がなされることも立証されている。これまでにHLA-A24陽性去勢抵抗性前立腺がん患者を対象に14種類の腫瘍抗原由来のペプチドを用いてテーラーメイドがんワクチン療法の第Ⅰ相治験ならびに継続投与試験を行い，安全性に問題がないことと3mg/peptideの至適投与量を決定し，継続投与試験では従来の治療より長期の生存期間が得られた[4]。これらの結果より，第Ⅰ相治験で選択されなかった2種のペプチドを除外して12種の腫瘍抗原由来のペプチドを用いたテーラーメイドがんワクチン療法の第Ⅱ相臨床試験を

HLA-A24陽性で抗がん剤の投与が困難な去勢抵抗性前立腺がん患者を対象に先進医療B制度を用いて実施中である。本臨床試験の概要を図1に示した。

プロトコールの概要

目的

HLA-A24陽性の上皮がん患者を対象として開発されたペプチドワクチン12種類のうち，HLA-A24陽性でドセタキセル不適格再燃前立腺がん患者の血漿中にペプチド特異的なIgG抗体（抗ペプチド抗体）の存在が確認されるペプチドに限定して，不完全フロイントアジュバントと混合・乳化した後に投与する「テーラーメイド型ペプチドワクチン」をbest supportive care（BSC-注1）と併用にて実施し，全生存期間，無増悪生存期間，12ヵ月生存率，有害事象（安全性評価），免疫反応性及び抗腫瘍効果について検討することを目的とする第Ⅱ相臨床試験である。

ペプチドワクチンの選択，用法，用量

12種類のワクチン候補ペプチドのなかで，投与前に患者の血漿中に抗ペプチド抗体（IgG）が存在することが確認されるもののうちから，最大4種類までの反応性（IgGの値）の高い順にペプチドワクチンを選択して投与する。3種類のペプチドワクチンにのみ反応性が確認された場合は3種類のみを投与する。2種類のペプチドワクチンにのみ反応性が確認された場合は2種類のみを投与する。1種類もしくはゼロの場合には適応外とする。各エマルジョン化ペプチド溶液1.5mL（2.0mgペプチド/mL）を上背部の皮下組織内に各々別々に注射する。各ペプチドの投与量は3.0mgとする。ただし，ワクチン投与部局所の反応が強い症例では1.0mgまでの減量を可とする。

投与スケジュール

投与スケジュール

＜第1治療＞

第1治療は，1週ごとの8回投与で終了する。

ペプチド注射後，試験責任医師または試験分担医師により問題なしと判断された場合には，その後帰室もしくは帰宅させる。

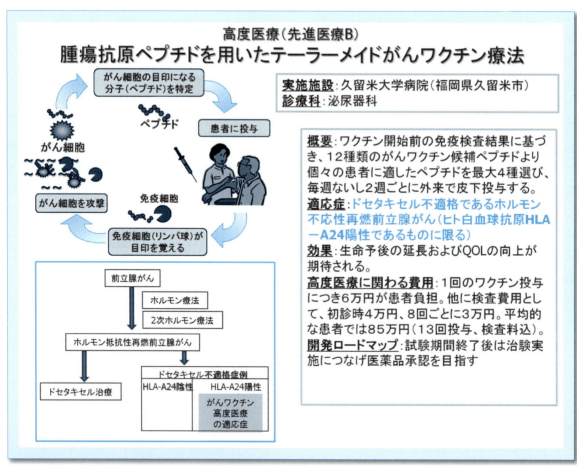

図1 腫瘍抗原ペプチドを用いたテーラーメイドがんワクチン療法の概要

＜第2治療＞

第1治療期間終了後も継続投与を希望する患者においては，ペプチド反応性の検討も含めて，2週間ごとにペプチドワクチンを投与するスケジュールで施行する。ただし，ワクチン投与に関連すると思われる有害反応（局所反応等）がみられるなどの場合には，試験責任医師または試験分担医師の判断で，ワクチン投与間隔の延長や投与量の減量を行うことができるものとする。

ワクチン療法を継続する場合は，8回投与ごとに画像および腫瘍マーカー等において，可能な限り病状を評価する。試験終了の場合でも，予後の追跡調査を行う。

本臨床試験開始の30日以内の画像で，評価可能病変の存在を確認。ワクチン8回投与後の画像と比較し，評価する。免疫機能検査には20mL採血を行う。

個々の参加患者の試験の中止基準と有害事象の報告

中止基準
1) 重篤な有害事象が認められた場合
2) 患者・家族が当臨床試験の参加中止を希望した場合
3) 担当医師が当臨床試験の継続が困難と判断した場合

有害事象の報告

実施責任医師は，"重篤な有害事象"が生じた場合，ただちに研究事務局および臨床研究機関の長へ報告するとともに，協力医療機関がある場合には，協力医療機関の実施責任者に対しても報告する。

予定症例数と試験期間

1) 登録予定症例：予定登録症例数55症例。
2) 試験期間：症例集積期間は試験開始日より48ヵ月とする。最終症例の登録後12ヵ月をもって試験期間終了とする。なお，生存確認は試験期間終了後も2年間実施する。

試験の評価

評価法：全生存期間を主目的，無増悪生存期間，12ヵ月生存率，腫瘍縮小効果（評価可能な場合のみ），安全性（有害事象），特異免疫反応性を副次目的として，同一病期かつ同一HLA（HLA-A24陽性）のホルモン不応性再燃前立腺がんで，協力医療機関を受診しペプチドワクチンを受けなかった患者群を対照群として本試験のワクチン投与患者群と比較する。全生存期間および無増悪生存期間はlog-rank testで群間比較し，累積死亡率をKaplan-Meier曲線によって推定する。また副次目的である腫瘍縮小効果はRECIST判定に基づき評価する。有害事象は，CTCAE（Common Terminology Criteria for Adverse Events）v. 3.0日本語訳（JCOG/JSCO版）に基づきグレーディングし，有害事象発現頻度について集計・評価する。ペプチドワクチン投与患者における免疫反応の変化（抗ペプチド抗体誘導・増強の有無）は投与前後の検体を用いて解析する。協力医療機関からの患者情報の提供に関しては，患者の氏名等の個人情報は含まないものとし，事前に個々の患者から同意を取得するものとする。

進捗状況

平成21年11月より臨床試験を久留米大学病院，近畿大学医学部附属病院，獨協医科大学越谷病院ならびに弘前大学医学部附属病院で開始したが，対象症例の登録が十分でなく平成26年6月より登録期間を3年間延長し，東京慈恵会医科大学附属病院，浜松医科大学病院，神奈川県立がんセンター，鹿児島大学医学部附属病院を協力医療機関として追加し合計8施設で先進医療Bによる臨床試験を実施している。現在までにワクチン投与群33例，対照群11例が登録され臨床試験継続中である。これまでにワクチンに関連した重篤な有害事象は認めていない。

参考文献

1) van der Bruggeb P, Traversari C, Chomez, Lurquin C et al. A gene encoding an antigen recognized by cytolytic T lymphocytes on a human melanoma. Science 1991；254：p.1643-p.1647
2) Wang RF, Rosenberg SA. Human tumor antigens for cancer vaccine development. Immunol Rev 1999；170：p.85-p.100
3) Rosenberg SA, Yang JC, Schwartsentruber DJ et al. Immunologic and therapeutic evaluation of a synthetic peptide vaccine for the treatment of patients with metastatic melanoma. Nat Med 1998；4：p.321-p.327
4) Noguchi M, Uemura H, Naito S, Akaza H, Yamada A, Itoh K. A phase I study of personalized peptide vaccination using 14 kinds of vaccine in combination with low-dose estramustine in HLA-A24-positive patients with castration-resistant prostate cancer. Prostate 71：470-9, 2011.

細胞療法・免疫療法

2 NKT細胞を用いた免疫療法（肺がん）

千葉大学大学院医学研究院免疫細胞医学　教授　**本橋新一郎**

背景

　原発性肺がんは高齢者に多く発症する疾病であり，超高齢社会の到来を迎える日本において，原発性肺がんの患者数は年々増加の一途をたどっている。完全切除により肺がんは完治できる可能性があるが，再発してしまったり発見時に切除不能進行期の状態では完治は望めず，2012年には7万人以上の方が肺がんにより亡くなっている。進行・再発肺がんの標準治療として，主として延命効果を目的とした抗がん剤治療が推奨されているものの，効果は限定的であり副作用は必発であることから，これまでの抗がん剤とは異なる作用機序を有する新規治療法の開発が必要である。

　自然免疫系に属するリンパ球であるNKT細胞は，樹状細胞（DC）などの抗原提示細胞上に提示されたα-Galactosylceramide（αGalCer）などの糖脂質リガンドにより特異的に活性化し[1]，活性化したNKT細胞は直接もしくは他の免疫細胞を介した間接の細胞傷害活性を発揮することが示されている[2]。千葉大学ではこれまでにNKT細胞の抗腫瘍効果を利用した免疫細胞療法として多くの臨床試験を実施し，その安全性や有効性につき報告している[3]。また米国や豪州などからもNKT細胞を用いた免疫療法の安全性や有効性に関する複数の報告がある[4〜7]。

　先進医療「NKT細胞を用いた免疫療法」申請の基礎となった臨床研究である，切除不能進行期肺がんもしくは肺がん術後再発症例における体内でのNKT細胞活性化を目的としたαGalCerパルスDC療法では，標準治療終了後の症例に対して，αGalCerパルスDCを計4回，静脈内投与する臨床研究を実施した[8]。その結果，17例で試験を完遂することが可能で，末梢血単核球中のαGalCer刺激特異的インターフェロンγ（IFN-γ）産生細胞数は，DC投与後の10例で明らかな増加を認めた。このαGalCer反応性IFN-γ産生細胞は，DC投与後にはNKT細胞に加えてNK細胞が加わり，NKT細胞のNK細胞への賦活作用と考えている[9]。臨床的に腫瘍縮小効果を認めた症例はなかったものの，登録全症例の生存期間中央値は17.4ヵ月であり，DC投与によるIFN-γ産生増加症例10例は，不応例7例と比較して有意に全生存期間の延長を認めた（29.8ヵ月対9.7ヵ月，$p=0.0011$，Log rank test）。探索的な試験結果ではあったが，αGalCerパルスDC投与を受けた症例において全生存期間延長の可能性があり，この点を先進医療として検討する方針とした。

NKT細胞を用いた免疫療法

　切除不能進行期または術後再発非小細胞肺がんに対するαGalCerパルスDCの静脈内投与を第3項先進医療（高度医療）へと申請し，2011年9月28日の第26回高度医療評価会議において承認を得て，2012年1月に先進医療として告示された。本臨床研究の目的は，進行・再発非小細胞肺がんの確定診断が得られた症例において，抗がん剤による1次治療後に施行するαGalCerパルスDC療法の有効性・安全性を検討することであり，進行・再発肺がんに対する2次治療の新たな選択肢としての確立を目指している。主要評価項目として全生存期間，副次評価項目として無増悪生

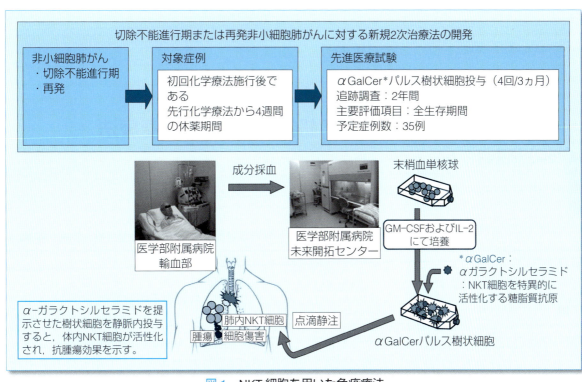

図1　NKT細胞を用いた免疫療法

存期間，奏効率，病勢制御率，NKT細胞特異的免疫反応，安全性を検討する。4年間の症例登録期間，2年間の経過観察期間にて35例の登録を目指す単群のPhase II試験であり，プロトコール治療は前の臨床試験と同様，末梢血全単核球よりサイトカインにて誘導したαGalCerパルスDCを療法の1コースで2回投与し，計2コース施行する（図1）。試験の信頼性を得るために，千葉大学医学部附属病院臨床試験部による試験進捗管理とデータセンタ，モニタリングといった支援を受ける体制を整え，2012年2月末より症例登録が開始され，現在29例まで症例登録を完了した。以前の試験では認められなかった腫瘍縮小効果が得られた症例も出てきていることから，早期に予定症例数の登録を完了し，評価項目に対する結論を出すべく臨床研究を進めている。

参考文献

1) Kawano, T., Cui, J., Koezuka, Y. et al. CD1d-restricted and TCR-mediated activation of Vα14 NKT cells by glycosylceramides. Science 278, 1626-1629 (1997)
2) Taniguchi, M., Seino, K. & Nakayama, T. The NKT cell system：bridging innate and acquired immunity. Nat Immunol 4, 1164-1165 (2003).
3) Motohashi, S., Okamoto, Y., Yoshino, I. et al. Anti-tumor immune responses induced by iNKT cell-based immunotherapy for lung cancer and head and neck cancer. Clin Immunol 140, 167-176 (2011).
4) Giaccone, G., Punt, C. J., Ando, Y. et al. A phase I study of the natural killer T-cell ligand α-galactosylceramide (KRN7000) in patients with solid tumors. Clin Cancer Res 8, 3702-3709 (2002).
5) Nieda, M., Okai, M., Tazbirkova, A. et al. Therapeutic activation of Vα24$^+$Vβ11$^+$ NKT cells in human subjects results in highly coordinated secondary activation of acquired and innate immunity. Blood 103, 383-389 (2004)
6) Chang, D. H., Osman, K., Connolly, J. et al. Sustained expansion of NKT cells and antigen-specific T cells after injection of α-galactosyl-ceramide loaded mature dendritic cells in cancer patients. J Exp Med 201, 1503-1517 (2005).
7) Richter, J., Neparidze, N., Zhang, L. et al. Clinical regressions and broad immune activation following combination therapy targeting human NKT cells in myeloma. Blood 121, 423-430 (2013).
8) Motohashi, S., Nagato, K., Kunii, N. et al. A phase I-II study of α-galactosylceramide-pulsed IL-2/GM-CSF-cultured peripheral blood mononuclear cells in patients with advanced and recurrent non-small cell lung cancer. J Immunol 182, 2492-2501 (2009).
9) Motohashi, S. & Nakayama, T. Clinical applications of natural killer T cell-based immunotherapy for cancer. Cancer Sci 99, 638-645 (2008).

細胞療法・免疫療法

3 ゾレドロン酸誘導γδ T 細胞を用いた免疫療法
非小細胞肺がん

東京大学大学院医学系研究科外科学専攻臓器病態外科学呼吸器外科　教授　**中島　淳**

背　景

わが国の全死亡 125.6 万人（2012 年）のうち悪性新生物による死亡は 36.1 万人（29％）を占め，特に気管・気管支および肺の悪性新生物のために 71,518 人が亡くなっており，肺がんは臓器別がん死因の第一位である[1]。非小細胞肺がんは肺がん患者の 85％を占め，早期発見手術治療が唯一の根治法である。近年では手術治療例全体の 5 年生存率は約 70％，特に c-IA 期では 82％である。一方手術不能な進行がんに対しては分子標的治療薬・化学療法または化学放射線療法が標準治療であるが完治は困難である。現状では肺がん患者全体の 80％が原病のため死亡する。

固形がんに対する免疫療法はがんワクチンと細胞移入療法に大別される。細胞移入療法はがん細胞を認識・接触して細胞死をきたすエフェクター細胞を体外から投与するものである。本先進医療ではγδ T 細胞がこのエフェクター細胞に相当する。

ヒトの末梢血中の T 細胞は主にαβ鎖からなる TCR を発現している。このαβ T 細胞は MHC に提示されたペプチドを認識するが，一方末梢血に数％存在するγδ鎖からなる TCR を発現するγδ T 細胞は MHC にかかわらず直接ピロリン酸モノエステルなどのリン酸化合物を認識する[2]。γδ T 細胞は，TCR-γδ，NKG2D，Toll 様受容体など多彩な受容体を発現しており，リンパ球ストレス監視機構と呼ばれる生体防御反応を担う細胞として末梢血，皮膚や腸管に存在し，細菌・ウイルス感染などのストレス暴露により細胞に誘導される分子を迅速に認識する。

がん細胞，特に非小細胞肺がんでは，コレステロール代謝/メバロン酸経路が亢進しており，細胞内に中間代謝産物の isopentenyl diphosphate（IPP）が蓄積している。末梢血中のγδ T 細胞は IPP や代謝産物の DMAPP を介してがん細胞を認識・傷害することが可能である。

アミノビスホスホネート製剤はメバロン酸回路を抑制して IPP を蓄積させる。我々はゾレドロン酸と Interleukin-2 を加えた培養液を用いて末梢血単核球から Vγ_9Vδ_2 TCR を発現するγδ T 細胞の選択的培養活性化に成功した[3]。末梢血単核球中の 2％程度の CD27＋CD45RA＋のナイーブ型や CD27＋CD45RA－のセントラルメモリー型であるγδ T 細胞が，培養開始後 14 日目には，単核球細胞全体の 90％に達し，CD27－CD45RA－のエフェクター型に変化した。

プロトコールの概要

申請医療機関　東京大学医学部附属病院
先進医療の名称　「大臣告示番号 040」ゾレドロン酸誘導γδ T 細胞を用いた免疫療法
適応症　標準治療に抵抗性の非小細胞肺がん：非小細胞肺がんが細胞学的・組織学的に確定され，かつ（1）手術適応外例の場合，日本肺癌学会編ガイドラインなどで規定されている標準治療に対して抵抗性（RECIST 基準で PD 相当）を示すもの。あるいは（2）手術後再発例の場合は，再発に対する初回化学療法に対して抵抗性を示した症例。その他適格条件としては治療効果判定可能なこと，年齢，Performance status，検査基準等を満たすこと，および除外基準に相当しな

いことである（図1 参照）[4]。

目的　無増悪生存期間を主要評価項目とする。また，副次的に，安全性および抗腫瘍効果（1 コース終了時の奏効率，病勢コントロール率，奏効期間），全生存期間，腫瘍マーカーの変動，QOL の変動を指標に用い有効性を探索・検討する。

試験のアウトライン　同意→適格性の確認→院内 Cancer Board で審議→登録→治療用自己 γδ T 細胞採取および培養→自己 γδ T 細胞投与（2 週間隔で 6 回；以後 PD になるまで継続投与）→後観察（図2 参照）

被験者の選択、除外基準の内容

対象　非小細胞肺癌患者

選択基準

1) 非小細胞肺癌であることが細胞学的・組織学的に確定されている患者で原則として次の患者を対象とする。
   - ① 手術適応外初発例の場合は、日本肺癌学会編（2005年版）ガイドラインなどで規定されている標準治療（ファーストラインおよびセカンドラインの治療）に対して抵抗性（RECIST基準でPDに相当）を示した症例。
   - ② 手術後再発例の場合は、再発に対する初回化学療法に対して抵抗性（RECIST基準でPDに相当）を示した症例。
2) 測定可能病変の有無は問わないが、RECISTガイドラインv1.1に基づき抗腫瘍効果を評価できる患者。
3) 半年以上の生存が見込まれる患者。
4) 事前の検査により末梢血中のγδT細胞比率が0.5%以上で、かつγδT細胞の増殖が可能と判断された患者。
5) 同意取得時の年齢が20歳以上である患者。
6) Performance status（PS）が0～1。
7) 適格性確認時の検査において、下記の検査基準を満たしている患者。

検査日（西暦）				
測定値				設定基準値
骨髄機能	白血球数		$/mm^3$	$\geqq 2.0 \times 10^{-3}/mm^3$
	好中球数		$/mm^3$	$\geqq 1.0 \times 10^{-3}/mm^3$
	血小板数		$\times 10^{-4}/mm^3$	$\geqq 7.5 \times 10^{-4}/mm^3$
	Hb		g/dL	≧8.5g/dL
肝機能	T_Bil		mg/dL	＜2×N
	AST（GOT）		U/L	＜3×N
	ALT（GPT）		U/L	＜3×N
腎機能	S-Cr		mg/dL	≦2.0mg/dL

※末梢血液像が非輸血依存であり（測定日3日前以降輸血なし）、血小板機能障害による重篤な出血傾向等がない患者。

8) 外来通院が可能な患者。
9) 参加にあたり十分な説明を受けた後、十分な理解の上、患者本人の自由意思による文書同意が得られた患者。

被験者の選択、除外基準の内容

除外基準

1) 重篤な薬物アレルギー既往のある患者。
2) HBs抗原、HCV抗体、HIV抗体及びHTLV-1抗体のいずれかが陽性である患者。
3) コントロール困難な感染症（敗血症、肺炎等）を有する患者。
4) ステロイド剤の継続的な全身投与（内服又は静脈内）を受けている患者。
5) 活動性の自己免疫疾患を有する患者。
6) 妊娠中あるいは妊娠の可能性のある婦人、授乳中の婦人。
7) 血漿のゲル化、大量のクリオグロブリン析出などが認められる患者。
8) HMG-CoA還元酵素阻害剤（メバロチン®、リポバス®、ローコール®、リピトール®、リバロ®等）を服用している患者。
9) 活動性の腸炎を有している患者。
10) 重篤な心疾患を有する患者。
11) 非小細胞肺癌以外の重複癌を有する患者。
12) 前治療歴や脳転移の有無などを検討し、緩和治療の対象となる患者。
13) 試験責任医師又は試験分担医師が被験者として不適当と判断した患者。

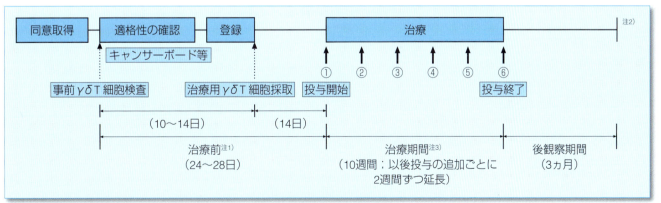

図 1　選択基準および除外基準

図 2　試験のアウトライン

注 1）治療前に，培養可否を判定する事前 γδ T 細胞検査と適格性を確認するための各種検査を行う。
　　　事前検査で基準を満たさない被験者は登録しない。
注 2）最終投与終了後 3 ヵ月目に感染症検査用の採血を行い血清の保管を行う。
注 3）γδ T 細胞は，被験者の容態を鑑み PD になるまで継続投与可能とする。

実施期間　試験実施期間：平成24年7月1日〜平成29年6月30日（登録期間4年とし，最終登録から1年間は追跡する。）

予定症例数　85例

進捗状況

2006年に本学医学部倫理委員会から承認を受け，進行再発非小細胞肺がん患者に対するγδT細胞移入治療を臨床試験（第I相）として開始した（UMIN-CTR C000000336）。主目的はγδT細胞移入治療の安全性の確認であり，副目的は治療効果の検討であった[8]。治療に関連する重篤な有害事象は見られなかった。臨床的効果は6回投与終了4週間後の評価において14例中6例でSDであり，中央無増悪生存期間は126日，中央生存期間は589日であった。進行再発非小細胞肺がんに対するセカンドライン・サードラインとしてのゲフィチニブやドセタキセルの成績と比較し，本臨床試験の結果に遜色はみられなかった。治療経過中7例に末梢血中にIFN-γを検出したが，うち4例がSDであり，血漿中IFN-γの上昇は予後に影響すると考えられた。一方，NKG2DのリガンドであるMICAが事前検査時の血漿中に検出された3例はすべてPDであった。MICAは非小細胞肺がん細胞表面に発現され，血漿遊離MICAが肺がん細胞の認識を阻害した可能性がある[5]。

本臨床試験は2012年6月1日付で第3項先進医療として認可された。2014年10月現在，24例に適応検討を行い，9例が実施済みまたは実施中である。

参考文献

1) 厚生労働省　平成24年（2012）人口動態統計（確定数）の概況（URL：http://www.mhlw.go.jp/toukei/saikin/hw/jinkou/kakutei12/dl/11_h7.pdf 確認年月日 2014/1/4）
2) Hayday AC. γδ cells：a right time and a right place for a conserved third way of protection. Annu Rev Immunol. 2000；18：975-1026.
3) Kondo M, Sakuta K, Noguchi A, et al. Zoledronate facilitates large-scale ex vivo expansion of functional gammadelta T cells from cancer patients for use in adoptive immunotherapy. Cytotherapy 2008；10（8）842-56
4) 東京大学医学部附属病院　心臓外科・呼吸器外科ホームページ（URL：http://ctstokyo.umin.ne.jp/thoracic/ts_1.htm）
5) Sakamoto M, Nakajima J, Murakawa T, et al. Adoptive immunotherapy for advanced non-small cell lung cancer using zoledronate-expanded γδ T cells：a phase I clinical study. J Immunother 2011；34（2）：202-11

医療機器

1 経皮的乳がんラジオ波熱焼灼療法—早期乳がん

国立がん研究センター中央病院乳腺外科　科長　**木下　貴之**

 はじめに

　早期乳がんの外科治療は乳房温存手術やセンチネルリンパ節生検法がすでに標準化している。本邦では乳がんの罹患率が上昇するとともに，マンモグラフィ検診の普及や画像診断法の進歩により早期乳がんの発見機会の割合が増加してきている。このような時代的背景と患者の要望に応えるため更なる究極の低侵襲局所治療である non surgical ablation 療法が注目されはじめた。実臨床で乳がんに応用されているのは凍結療法（Cryo ablation），MRガイド下集束超音波療法（MRg-FUS），ラジオ波熱焼灼療法（RFA）であるが，装置の普及度と簡便さから RFA 療法が急速に普及していった。RFA 療法の原理は交流電流により電極周囲の組織にイオンの変動が起き，その結果として生じる摩擦熱によりがん細胞を凝固，壊死させるものである。本稿では，先進医療Bで実施している乳がんRFA 多施設共同 Phase Ⅲ（RAFAELO）試験の概要について解説する。

 乳がんRFA療法の背景

　RFA は国内では肝臓がんの治療として広く用いられ，この手技を乳がんに応用したものである。当初，肝臓と同じ7本の展開針型ニードルが用いられていたが，乳腺組織が肝臓と比べて硬く穿刺しにくいこと，皮膚への熱伝搬のコントロールが難しいことなどから，現在では，シングルニードルで熱コントロールも容易な Cool-tip RF System（Covidien, Energy-Based Devices, Interventional Oncology, Boulder, CO, USA）が主に用いられている。

　本法の利点としては，肝臓がん治療ですでに普及している機器を使用するため，機器を有する施設ではニードルの購入のみで実施できるので，わが国では普及する可能性が高い。欠点としては，局所の疼痛が強いため全身麻酔下での実施が推奨されること，治療中に組織内に水蒸気（バブル）が発生するため超音波検査での治療領域の観察が困難であること，局所反応が強いため局所の一過性の浮腫や硬結の残存を認めることなどがあげられる。

　2010年度に日本乳がん学会にて実施されたアンケート調査によると乳がんに対するRFA療法は国内29施設が実施し，症例数は1,049症例であることが判明した。ただし適応や標準的手技，管理体制がまちまちで，臨床試験として実施していない施設も少なからず認められた。これに対して日本乳がん学会では乳がんRFA療法は臨床試験として実施するようにと警告した。また，乳がん低侵襲治療研究会では，患者のフォローアップデータやQOLに関しても検証の必要があると考え，調査を行っている。

　1999年から今日まで，海外での報告を含めたRFA後切除試験の結果を表1にまとめた[1〜13]。すべてが単施設からの報告で適応やデバイスは異なり完全焼灼率も64〜100％である。症例数も少数であり保険収載の承認を獲得するための十分なエビデンスとなる報告は見当たらない[14]。

先進医療Bで実施している乳がんRFA多施設共同Phase III（RAFAELO）試験の概要

医療技術の概要図を図1に示した。目的は、早期乳がん症例に対して非切除を前提としたラジオ波熱焼灼療法（以下RFA）を行い、5年温存乳房内無再発生存割合をPrimary endpointとしてその有効性を検証し、早期乳がんに対する標準治療としての位置づけを目指した。対象は、Tis-T1（腫瘍径1.5cm以下）N0M0 Stage 0-Iの単発乳がん病変を有し、臨床試験参加を希望する患者で、術後の化学療法、放射線療法、ホルモン療法に耐えうる症例。また、重篤な脳梗塞、心筋梗塞、血栓塞栓症の既往歴がなく、全身麻酔に耐えうることとした。治療は、全身麻酔下で、体表面か

表1 乳がんRFA臨床試験の報告

報告者（年）	患者数	腫瘍径（T）	使用装置	Power（W）	治療時間・中央値（分）	完全焼灼率（％）	合併症
Jeffery et al.[1]（1999）	5	T2-3	LeVeen	20-60	30	80	なし
Izzo et al.[2]（2001）	26	T1-2	LeVeen	25-80	15	96	皮膚熱傷×1
Burak et al.[3]（2003）	10	T1	LeVeen	―	13.8	90	なし
Singlatary et al.[4]（2003）	29	T1-2	RITA	―	―	86	皮膚熱傷×1
Hayashi et al.[5]（2003）	22	T1	RITA	―	15	64	皮膚熱傷×1 創感染×4
Fornage et al.[6]（2004）	20	T1	RITA	―	15	95	なし
Noguchi et al.[7]（2006）	10	T1	RITA	―	15	100	なし
Khatri et al.[8]（2007）	15	T1	Cool-Tip	7-36	21	93	皮膚変形×2 創感染×1
Medina-Franco et al.[9]（2008）	25	T1-2	Elektrotorm	―	11	76	皮膚熱傷×3 創感染×1
Garbay et al.[10]（2008）	10	IBTR, ≦3cm	LeVeen	25-32	11	70	―
Imoto et al.[11]（2009）	30	T1	LeVeen	5-42	18	85	皮膚熱傷×2 大胸筋熱傷×7
Kinoshita et al.[12]（2011）	50	T1-2, ≦3cm	Cool-Tip	5-118	8.7	63	皮膚熱傷×2 大胸筋熱傷×3
Ohtani et al.[13]（2011）	41	Tis, T1	Cool-Tip		9	88	皮膚熱傷×1

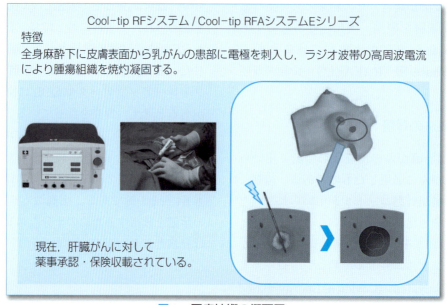

図1 医療技術の概要図

ら乳房内病変に対して超音波ガイド下にラジオ波電極針を穿刺し，病変にラジオ波による熱焼灼を行う（図2）。予定登録数は372例で，研究期間は登録期間：36ヵ月。追跡期間：登録終了後60ヵ月。総研究期間：96ヵ月となっている。本試験は5年温存乳房内無再発生存割合をPrimary endpointとしている単アーム試験である。標準治療である乳房温存療法後の乳房内再発割合は，当初欧米では5年で7～10％とされていたが，大規模臨床試験であるNSABP-B06試験では，断端陰性かつ術後放射線照射が行われた乳房部分切除症例の術後5年間の温存乳房内再発割合は5.7％と報告されており，この値をヒストリカルコントロールとして設定した。本試験の概要を図3に，プロトコール治療の定義を図4に，また5年間のRFA後病変残存，再発および整容性，QOL評価のための経過観察のスケジュールを表2に示した。2013年7月に先進医療Bとして承認され，同8月より症例登録が始まった。2014年7月現在，8施設より68症例の登録があり，2次がんとして手指類上皮肉腫が報告されたのみで重篤な有害事象報告はない。

おわりに

乳がんの低侵襲局所療法であるRFAなどのnon-surgical ablation療法は正しい適応や手技のもとに実

図2　電極針をUSガイド下に穿刺

早期乳がん（腫瘍径1.5cm以下，単発，N0）

- マンモグラフィ・超音波・MRI/CT検査でいずれも長径1.5cm以下の腫瘤性病変
- 針生検で浸潤性乳管がんもしくは非浸潤性乳管がんと診断
- 触診および画像診断で腋窩リンパ節に転移を認めない
- 遠隔転移を認めない
- 適格条件に該当し，除外基準に該当しない
- 前治療なし

↓

文書にて説明の上，患者が試験治療に同意
適格性を確認後，症例登録

↓

全身麻酔下にラジオ波熱焼灼療法（RFA）を施行
全乳房照射ならびにガイドラインに準拠した補助薬物療法を実施

↓

- 放射線照射終了後約3ヵ月に画像診断および超音波ガイド下吸引式針生検を施行する
- 吸引式針生検で病変残存が確認された症例は，外科的切除術を行う
- 術後12ヵ月以後6ヵ月ごと5年まで定期的に検査を行い観察する

図3　RAFAELO study 概要

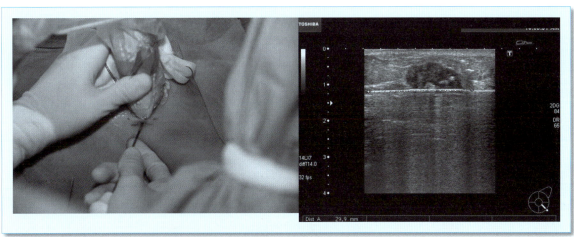

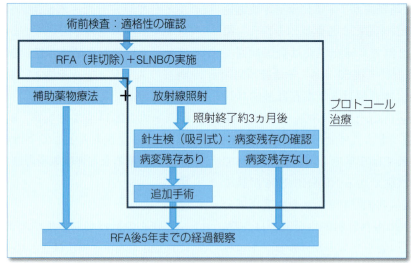

図4 RAFAELO study：プロトコール治療の定義

表2 RAFAELO study：follow up の規定

術後期間	術前	術中・術後	1週間以内	*	12ヵ月	1年6ヵ月	2年	2年6ヵ月	3年	3年6ヵ月	4年	4年6ヵ月	5年
患者背景：現病歴　既往歴	○												
問診	○		○	○	○	○	○	○	○	○	○	○	○
視触診	○	○		○	○	○	○	○	○	○	○	○	○
MMG	○				○				○				○
針生検（CNB/VAB/MMT）	○			○									
乳房超音波	○	○		○	○	○	○	○	○	○	○	○	○
乳房 MRI and/or CT	○				○				○				○
胸部 X 線	○				○				○				○
採血（腫瘍マーカー）	○			○	○		○		○		○		○
整容性評価（写真撮影）	○			○	○		○		○		○		○
アンケート調査				○	○		○		○		○		○

＊：放射線治療終了3ヵ月後時点

施されれば従来の外科的切除に劣らない成績を残せるものと期待する。本邦では薬事法上承認されているRFAが一番の近道と考え，その評価を開始した。これまでの結論は，ターゲットにした腫瘍は安全に完全に細胞死に至らせることが可能であることは確認されたが，乳房温存療法と同様に画像診断では検出できない乳管内病変の遺残が問題となる。引き続きデバイスや手技の開発，改善とともに本治療の中〜長期的安全性，整容性，局所制御能を評価していく必要がある。

参考文献

1) Jeffrey SS, et al. Radiofrequency ablation of breast cancer. Arch Surg 1999；134：1064-8
2) Izzo F, et al. Radiofrequency ablation in patients with primary breast carcinoma Cancer 2001；92：2036-44
3) Burak WE, et al. Radiofrequency ablation of invasive breast carcinoma followed by delayed surgical resection. Cancer 2003；98：1369-76
4) Singletary SE, et al. Radiofrequency ablation for primary breast cancer. Breast Cancer 2003；10：4-9
5) Hayashi AH, et al. Treatment of invasive breast carcinoma with ultrasound-guided radiofrequency ablation. Am J Surg 2003；185：429-35
6) Fornage BD, et al. Small breast cancer treated with US-guided radiofrequency ablation：feasibility study. Radiology 2004；231：215-24
7) Noguchi M, et al. Radiofrequency ablation of small breast cancer followed by surgical resection. J Surg Oncol 2006；93：120-8
8) Khatri VP et al. A phase II trial ogf image-guided radiofrequency ablation of small invasive breast

carcinoma : use of saline-cooled tip electrode. Ann Surg Oncol 2007 ; 14 : 1644-52
9) Medina-Franco H, et al. Radiofrequency ablation of invasive breast carcinoma : A phase II trial. Ann Surg Oncol 2008 ; 15 : 1689-95
10) Garbay JR, et al. Radiofrequency thermal ablation of breast cancer local recurrence : A phase II clinical trial. Ann Surg Oncol 2008 ; 15 : 3222-26
11) Imoto S, et al. Feasibility study on radiofrequency ablation followed by partial mastectomy for stage I breast cancer patients. The Breast 2009 ; 18 : 130-4
12) Kinoshita T, et al. Radiofrequency ablation as local therapy for early breast carsinomas. Breast Cancer 2011 ; 18 : 10-17
13) Ohtani S, et al. Radiofrequency ablation of early breast cancer followed by delayed surgical resection-A promising alternative to breast cconserving surgery. The Breast 2011 ; 20 : 431-436
14) van der Ploeg IMC, et al. Radiofrequency ablation of breast cancer : A review of the literature. Eur J Surg Oncol 2007 ; 33 : 673-7

ラジオ波焼灼システムを用いた腹腔鏡下肝切除

岩手医科大学外科学講座　教授/上尾中央総合病院外科　**若林　剛**

背景

　本研究の目的は，肝がんおよび肝良性疾患に対する腹腔鏡補助下肝切術（先進医療B）の安全性と有効性を多施設共同試験で評価することにある。

　腹腔鏡下肝切除術は1990年代始めに報告され[1]，部分切除などの小さな肝切除から徐々に葉切除などの大きな肝切除も行われるようになり[2]，現在ではドナー肝切除にも応用されている[3]。その低侵襲性（出血量軽減，在院日数短縮）も示されているが[4]，完全腹腔鏡下での葉切除は手術の難度が高く，本邦では一般的な普及には至っていない。

　我々は，肝の授動を腹腔鏡下で，ラジオ波で肝実質の表層を熱凝固したのちの肝切離操作を腹腔鏡補助下（小開腹下）で行う独自の手法により[5]，2002年から葉切除などの大きな肝切除を行っている。高度な内視鏡手術手技を必要とせず，肝臓外科医が行いやすい術式である。2008年9月に高度医療として第一号認定され，肝がんおよび肝良性疾患に対して本術式を単施設で行ってきた。しかし，本研究を施行するにあたっては単施設で行っている現行の高度医療プロトコールでは症例数の確保が難しく，現在は先進医療Bとして厚生労働省科学研究費を受託し多施設共同試験で行っている。本術式にはラジオ波焼灼システムを用いるが，ラジオ波による肝切離前熱凝固の出血量軽減効果は2002年に報告された[6]。この手法に関連する合併症および死亡はなく安全性も示されているが，大規模な臨床試験の報告はない。

　ラジオ波焼灼システムを用いた肝切離前熱凝固は薬事未承認使用法であり，本研究の終了後には合わせてラジオ波焼灼システムによる肝切離前熱凝固使用法の薬事申請も目的としている。

　本術式（腹腔鏡補助下肝切除術）の小開腹創は一般的な開腹肝切除の創と比較して約1/5であり，体壁破壊の大きな軽減を図ることができる。また，過去の開腹肝切除と比較して手術時間に差はなく，有意な出血量の軽減と術後在院日数の短縮を認めた。ドナーにおける術後1年までの愁訴をみると，傷の痛みや違和感などの創部関連愁訴，食欲不振などの消化器症状が，生体肝移植ドナーに関する調査（日本肝移植研究会ドナー調査委員会，2005）での結果と比較し明らかに軽微であった。本術式は安全に施行可能であり，患者の手術侵襲を軽減する有用な術式と考えられる。

　腹腔鏡補助下肝切除術の安全性と有用性を検討した多施設共同による大規模な臨床試験はこれまで行われていない。また，ラジオ波による肝切離前熱凝固の有用性を示すことは，腹腔鏡，開腹を問わず安全な肝切除を目指すうえで重要と考えている。

プロトコールの概要

研究計画及び方法

　本術式の対象疾患は原発性肝がん，転移性肝がん，肝良性疾患，術式は拡大葉切除，葉切除，区域切除（外側区域切除を除く）としている。耐術可能な肝予備能と全身状態を有する患者を対象とし，腫瘍径10cm以上，胆管切除またはリンパ節郭清を伴う症例，横隔膜や下大静脈への浸潤を認める症例は除外する。手術および術後早期の安全性と手術侵襲の評価項目として，

術中出血量を主評価項目とし，副評価項目を手術時間，開腹移行率，合併症発生率，術後在院日数とした多施設共同試験としている（図1）。また，有効性評価項目として整容性・創部関連愁訴，QOL スコア（SF-8）についても検討している。目標症例数は 80 例としている。研究者とは関係のないデータセンターにてデータ管理を行い，平成 26 年度までに症例の登録と解析を行い，その後結果を公表する予定としている。

目標症例数の設定

先行研究等を勘案し，ラジオ波焼灼システムを用いた腹腔鏡補助下肝切除（以下，プロトコール治療）における出血量の平均値が 600 ml（閾値出血量）より少なかった場合に，プロトコール治療が有用であると判断する。プロトコール治療を用いた場合に期待される出血量の平均値を 400 ml（期待出血量），閾値出血量を 600 ml，出血量の標準偏差を 700 ml とした場合に，検定の有意水準片側 5％，検出力 80％にて必要な被験者数は 76 人となる。被験者の脱落等を考慮し，80 人を登録症例数と設定した。

研究体制

研究代表者（若林）は，多くの肝切除症例を有し腹腔鏡補助下肝切除術を行うことが可能な全国の施設に提示し，試験への参加を募った。事務局は岩手医科大学外科におき，他の分担研究者は研究体制の確立に助力するとともに，先進医療 B の申請と承認を得たのち症例の登録の面で試験の遂行に努力する。解析は研究代表者（若林）を中心として分担研究者らとともに行い，結果を公表する。

年次計画

平成 24 年より倫理委員会承認の得られた施設から症例登録を開始する。研究への協力・参加については引き続き広く募集する（現在 12 施設）。

平成 26 年夏までに目標症例数の登録完遂を目標とする。

平成 26 年度中にデータを解析し，半年以内に公表する。

研究環境の状況

データセンターを東北大学病院臨床試験データセンターに，事務局は岩手医科大学外科に置く。他に新たな研究施設は必要としない。

腹腔鏡補助下肝切除術の手技

胆嚢摘出と肝の授動を腹腔鏡下に施行後，右肋弓下または心窩部正中に約 8 cm-12 cm の小開腹をおき，この部位から腹腔鏡補助下に肝切離操作を行う。グリソン鞘の処理は一括または動脈・門脈の個別処理のいずれかで行う。肝離断操作に用いる器械は基本的に開腹手術と同様である。肝離断は前方からのアプローチとなるため，肝部下大静脈と肝の間にテープを通して liver hanging maneuver を用いる。離断面からの出血は小開腹創からの止血操作が安全に可能である。また，出血量の軽減のため，肝離断前に肝実質表層 2 cm をラジオ波前凝固する。ラジオ波焼灼システムは Cool-tip RF システムを用いる。肝静脈や主要グリソン鞘を穿刺しないよう，細心の注意をはらう。止血を目的としたラジオ波の使用は適応外であるが，出血量軽減のために重要な手技である。肝静脈などの太い脈管の切離は主に自動縫合器を使用し，切除肝は小開腹創より回収する。ドレーンの挿入はトロカー孔を利用する（図2）。

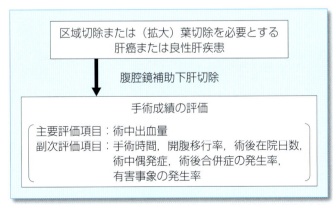

図1　腹腔鏡補助下肝切除術の安全性および有効性を評価する多施設共同試験の概要

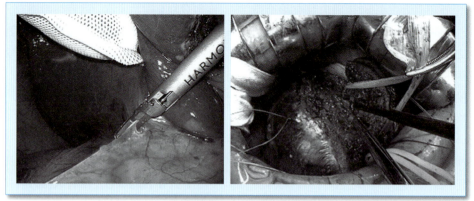

図2　腹腔鏡補助下肝切除の術中写真
完全腹腔鏡下で肝臓の授動操作を行い，小開腹創から腹腔鏡（カメラ）を補助的に用いて肝離断操作を行う

進捗状況

平成26年11月30日までに54例登録されている。重篤な術中偶発症および術後合併症は報告されておらず，これまで安全に施行できている。ただし，平成26年4月と11月にマスコミ報道された腹腔鏡下手術の死亡事例により，症例集積は著しく遅れている。

参考文献

1) Gagner M, Rheault M, Dubuc J. Laparoscopic partial hepatectomy for liver tumor. Surg Endosc. 1992；6：97-98
2) O'Rourke N, Fielding G. Laparoscopic right hepatectomy：surgical technique. J Gastrointest Surg. 2004；8：213-216.
3) Koffron AJ, Kung R, Baker T, et al. Laparoscopic-assisted right lobe donor hepatectomy. Am J Transplant. 2006；6：2522-2525.
4) Koffron AJ, Auffenberg G, Kung R, et al. Evaluation of 300 minimally invasive liver resections at a single institution：less is more. Ann Surg. 2007；246：385-392.
5) Nitta H, Sasaki A, Fujita T, et al：Laparoscopy-assisted major liver resections employing a hanging technique：the original procedure. Ann Surg 2010；251：450-453.
6) Weber JC, Navarra G, Jiao LR, et al. New technique for liver resection using heat coagulative necrosis. Ann Surg. 2002；236：560-3.

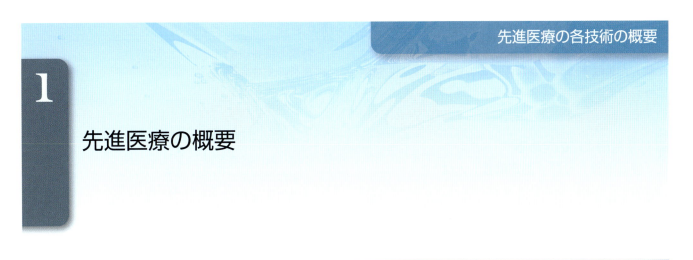

1 先進医療の概要

先進医療

　先進医療については，平成16年12月の厚生労働大臣と内閣府特命担当大臣（規制改革，産業再生機構），行政改革担当，構造改革特区・地域再生担当との「基本的合意」に基づき，国民の安全性を確保し，患者負担の増大を防止するといった観点も踏まえつつ，国民の選択肢を拡げ，利便性を向上するという観点から，保険診療との併用を認めることとしたものである。また，先進医療は，健康保険法等の一部を改正する法律（平成18年法律第83号）において，「厚生労働大臣が定める高度の医療技術を用いた療養その他の療養であって，保険給付の対象とすべきものであるか否かについて，適正な医療の効率的な提供を図る観点から評価を行うことが必要な療養」として，厚生労働大臣が定める「評価療養」の1つとされている。具体的には，有効性及び安全性を確保する観点から，医療技術ごとに一定の施設基準を設定し，施設基準に該当する保険医療機関は届出により保険診療との併用ができることとしたものである。

　なお，先進医療については，将来的な保険導入のための評価を行うものとして，未だ保険診療の対象に至らない先進的な医療技術等と保険診療との併用を認めたものであり，実施している保険医療機関から定期的に報告を求めることとしている。

　平成25年12月1日現在で65種類（第3項先進医療（先進医療B）技術として規定されている38種類を除く）の先進医療について，当該技術の施設の要件が設定されている。

1　「先進医療に係る費用」については全額自己負担

　先進医療を受けた時の費用は，次のように取り扱われ，患者は一般の保険診療の場合と比べて，「先進医療に係る費用」を多く負担することになる。

1) 「先進医療に係る費用」は，患者が全額自己負担する。「先進医療に係る費用」は，医療の種類や病院によって異なる。
2) 「先進医療に係る費用」以外の，通常の治療と共通する部分（診察・検査・投薬・入院料等）の費用は，一般の保険診療と同様に扱われる。

　　つまり，一般保険診療と共通する部分は保険給付されるため，各健康保険制度における一部負担金を支払うこととなる。

※保険給付に係る一部負担については，高額療養費制度が適用される。

2　先進医療を受けるときは

　先進医療を受ける場合であっても，病院にかかる時の手続きは一般の保険診療の場合と同じで，被保険者証（老人医療対象者は健康手帳も）を窓口に提出する。

　先進医療は，一般的な保険診療を受けるなかで，患者が希望し，医師がその必要性と合理性を認めた場合に行われることになる。

説明を受けて納得の上で同意書署名

　先進医療を受ける時は，治療内容や必要な費用などについて，医療機関より説明を受ける。説明内容について十分に納得したうえで，同意書に署名し，治療を受けることとなる。

領収書はたいせつに保管

　先進医療を受けると，先進医療に係る費用，通常の

治療と共通する部分についての一部負担金，食事についての標準負担額などを支払うが，それぞれの金額を記載した領収書が発行される。この領収書は，税金の医療費控除を受ける場合に必要となるので，大切に保管する。

厚生労働大臣の定める「評価療養」及び「選定療養」とは

健康保険法の一部を改正する法律（平成18年法律第83号）において，平成18年10月1日より，従前の特定療養費制度が見直しされ，保険給付の対象とすべきものであるか否かについて適正な医療の効率的な提供を図る観点から評価を行うことが必要な「評価療養」と，特別の病室の提供など被保険者の選定に係る「選定療養」とに再編成された。

この「評価療養」及び「選定療養」を受けたときには，療養全体にかかる費用のうち基礎的部分については保険給付をし，特別料金部分については全額自己負担とすることによって患者の選択の幅を広げようとするものである。

「評価療養」及び「選定療養」の種類は，次の通り。

また，各事項の取扱いに当たってはそれぞれにルールが定められている。

評価療養

- 先進医療（高度医療を含む）
- 医薬品の治験に係る診療
- 医療機器の治験に係る診療
- 薬事法承認後で保険収載前の医薬品の使用
- 薬事法承認後で保険収載前の医療機器の使用
- 適応外の医薬品の使用
- 適応外の医療機器の使用

選定療養

- 特別の療養環境（差額ベッド）
- 歯科の金合金等
- 金属床総義歯
- 予約診療
- 時間外診療
- 大病院の初診
- 小児う触の指導管理
- 大病院の再診
- 180日以上の入院
- 制限回数を超える医療行為

また，「評価療養」及び「選定療養」については，次のような取扱いが定められている。

1. 医療機関における掲示

　この制度を取扱う医療機関は，院内の患者の見やすい場所に，評価療養又は選定療養の内容と費用等について掲示をし，患者が選択しやすいようにすることとなっている。

2. 患者の同意

　医療機関は，事前に治療内容や負担金額等を患者に説明をし，同意を得ることになっている。患者側でも，評価療養又は選定療養についての説明をよく聞くなどして，内容について納得したうえで同意することが必要である。

3. 領収書の発行

　評価療養又は選定療養を受けた際の各費用については，領収書を発行することとなっている。

2 先進医療の各技術の概要

第2項先進医療〔先進医療A〕（59種類）

平成27年1月1日現在

番号	先進医療技術名	適応症	技術の概要
1	高周波切除器を用いた子宮腺筋症核出術	子宮腺筋症	子宮腺筋症は，これまで子宮全摘術によって治療されてきた。腺筋症組織は，子宮筋層の中に複雑に入り込んでいることから，従来，腺筋症組織のみを正常の子宮筋層と分離して切除することは困難であったが，本技術は開腹後，新たに開発されたリング型の高周波切除器を用いることにより腺筋症組織のみを切除（核出）するものである。
2 ※	凍結保存同種組織を用いた外科治療	心臓弁又は血管を移植する手術（組織の凍結保存を同一施設内で行うものに限る。）を行うもの	凍結保存同種組織は，1）感染抵抗性があり，2）組織適合性に優れ，3）抗凝固療法が不要で，4）小児に使用可能なサイズのものが得られるなどの利点があり，これを使用することにより，従来の治療方法では危惧される感染等の問題を回避することが可能となる。
3	悪性高熱症診断法（スキンドファイバー法）	悪性高熱症が強く疑われるもの（手術が予定されている場合に限る。）	生検筋を用い，スキンドファイバーを作成し，筋小胞体からのカルシウム遊離速度を測定することにより，悪性高熱症を診断する。
4	先天性血液凝固異常症の遺伝子診断	アンチトロンビン欠乏症，第VII因子欠乏症，先天性アンチトロンビンIII欠乏症，先天性ヘパリンコファクターII欠乏症又は先天性プラスミノゲン欠乏症	先天性血液凝固異常症を遺伝子診断し，適切な治療方針の決定に役立てる。
5	三次元形状解析による体表の形態的診断	頭蓋，顔面又は頸部の変形性疾患	レーザー光を利用した三次元曲面形状計測を行い，顔面などの変形性疾患に対し，より精密な治療計画を立てる。
6	陽子線治療	限局性固形がん	放射線の一種である粒子線（陽子線）を病巣に照射することにより悪性腫瘍を治療する。
7	成長障害の遺伝子診断	特発性低身長症	特発性低身長症の患者（成長ホルモンは正常値である低身長の患者）の血液を用いて成長ホルモンの遺伝子を解析し，成長ホルモンとその受容体の異常を診断する。
8	経頸静脈肝内門脈大循環短絡術	内視鏡的治療若しくは薬物治療に抵抗性を有する食道静脈瘤若しくは胃静脈瘤，門脈圧亢進症性胃腸症，難治性腹水又は難治性肝性胸水	経皮的にカテーテルを挿入し，肝実質を貫き下大静脈と門脈をステントを用いてバイパスする治療法。
9 ※	骨髄細胞移植による血管新生療法	閉塞性動脈硬化症又はバージャー病（従来の治療法に抵抗性を有するものであって，フォンタン分類III度又はIV度のものに限る。）	虚血に陥った患肢に，自己の骨髄細胞を移植することで血管新生を促す新しい治療法。
10	神経変性疾患の遺伝子診断	脊髄小脳変性症，家族性筋萎縮性側索硬化症，家族性低カリウム血症性周期性四肢麻痺又はマックリード症候群	PCR法，DNAシークエンサー装置等を用いて責任遺伝子の異常を探索し正確な診断を行う。
11	重粒子線治療	限局性固形がん	重粒子線（炭素イオン線）を体外から病巣に対して照射する治療法。
12	硬膜外腔内視鏡による難治性腰下肢痛の治療	腰椎椎間板ヘルニア，腰部脊柱管狭窄症又は腰下肢痛（腰椎手術を実施した後のものであって，保存治療に抵抗性を有するものに限る。）	全身麻酔下，腹臥位で内視鏡を硬膜外腔に挿入し，病的所見を認めた部位で癒着剥離，炎症物質の灌流，局所麻酔薬・ステロイド投与を行うことにより，低侵襲で治療を行うことができる。
13	重症BCG副反応症例における遺伝子診断	BCG副反応又は非定型抗酸菌感染（重症のもの，反復しているもの又は難治であるものに限る。）	非定型抗酸菌やBCGなどの弱毒菌に易感染性を示した患者において，インターフェロンγ受容体遺伝子の変異が報告されており，BCG接種後にBCG菌による重症副反応を呈した患者，もしくは非定型抗酸菌感

番号	先進医療技術名	適応症	技術の概要
			染の重症・反復・難治例についてインターフェロンγ受容体遺伝子の変異の有無を確認することにより、合併疾患の早期治療・予防を目指す。
14※	自家液体窒素処理骨移植	骨軟部腫瘍切除後の骨欠損	骨腫瘍に対する手術療法に際し、患者自身の罹患骨を用いて再建する方法。切除骨から腫瘍病巣を取り除いた後、液体窒素で冷却処理し、腫瘍切除後の骨欠損部の再建に用いる。従来用いられてきた熱処理等と比較し、軟骨基質の温存、蛋白・酵素の温存が可能で処理後も骨形成因子の活性が保たれるため骨癒合に有利である。術後の関節機能が温存されるほか、容易に処理を行うことができる。
15	マントル細胞リンパ腫の遺伝子検査	マントル細胞リンパ腫	患者のリンパ節生検材料を用い、リアルタイム PCR（polymerase chain reaction）法により悪性リンパ腫（マントルリンパ腫）の特異遺伝子を定量的に測定し補助診断に用いる。
16	抗悪性腫瘍剤治療における薬剤耐性遺伝子検査	悪性脳腫瘍	手術中に得られた組織からPCR法にて抗がん剤耐性遺伝子を測定し、腫瘍に対する抗がん剤の感受性を知ることができる。これに基づいて抗がん剤を使用することにより、より高い効果を得、不必要な副作用を避けることができる。
17	家族性アルツハイマー病の遺伝子診断	家族性アルツハイマー病	家族性アルツハイマー病の原因遺伝子の変異に対する診断を行う。正確な診断により、個々の患者ごとに、遺伝的背景の差異に基づく病気の特徴を踏まえた予後の推定を可能にし、将来に向けた療養方針やリハビリ計画を患者やその家族に示すことができる。
18	腹腔鏡下膀胱尿管逆流防止術	膀胱尿管逆流症（国際分類グレードVの高度逆流症を除く。）	腹腔鏡下に膀胱外アプローチにより尿管を膀胱筋層内に埋め込み、逆流防止を行う。
19	泌尿生殖器腫瘍後腹膜リンパ節転移に対する腹腔鏡下リンパ節郭清術	泌尿生殖器腫瘍（リンパ節転移の場合及び画像によりリンパ節転移が疑われる場合に限る。）	精巣腫瘍、膀胱腫瘍等の摘出後、追加の化学療法・放射線療法の必要性を判断するために、腹腔鏡を用いて後腹膜リンパ節を切除しリンパ節転移の有無を確認する。切除したリンパ節に腫瘍の転移がなければ、追加の化学療法・放射線療法を行わず、その副作用を避けることができる。
20※	末梢血幹細胞による血管再生治療	慢性閉塞性動脈硬化症又はバージャー病（重篤な虚血性心疾患又は脳血管障害を有するものを除く。）	慢性閉塞性動脈硬化症等の血管障害の患者の四肢に、末梢血幹細胞を局所注射することによって、末梢血管の再生を図る技術。
21※	末梢血単核球移植による血管再生治療	慢性閉塞性動脈硬化症又はバージャー病（従来の内科的治療及び外科的治療が無効であるものに限り、三年以内に悪性新生物の既往歴を有する者又は未治療の糖尿病性網膜症である者に係るものを除く。）	慢性閉塞性動脈硬化症等の末梢血管障害のある患肢に対して、末梢血単核球を局所注射することによって、末梢血管の再生を図る技術。
22	CYP2C19遺伝子多型検査に基づくテーラーメイドのヘリコバクター・ピロリ除菌療法	ヘリコバクター・ピロリ感染を伴う胃潰瘍又は十二指腸潰瘍	H. pylori 陽性の消化性潰瘍の治療における H. pylori の除菌療法を行うにあたり、薬物代謝酵素の遺伝子検査を施行し、検査結果を踏まえて治療を個別化することにより、従来より高い除菌成功率を達成して消化性潰瘍の治療に貢献できる。当該技術により、これまでの標準治療よりも高い除菌率（全体で90%程度）が期待でき、消化性潰瘍の治癒率を上昇させる。
23※	非生体ドナーから採取された同種骨・靱帯組織の凍結保存	骨又は靱帯組織の欠損	適切で厳密なドナーの選択、採取、採取組織に対する十分な検査、確実な処理・保存を行うことができ、生体ドナーに比べて採取できる骨・靱帯の量も多く、安全で良質な同種骨・靱帯組織を供給することができる。非生体ドナーを厳密に選択した上で骨・靱帯組織を採取し、採取した組織の検査、処理・保存を行い、安全で良質な同種保存組織を供給する。特に採取組織の検査では生体ドナーに対して一般的に行われている検査（梅毒、肝炎ウイルス等）に加え、HIV、HTLV-1やサイトメガロウイルス感染等について十分な検査を行い、感染症伝播のリスクを低下させる。
24	定量的CTを用いた有限要素法による骨強度予測評価	骨粗鬆症、骨変形若しくは骨腫瘍又は骨腫瘍掻爬術後のもの	骨塩定量ファントムとともに対象骨のCTを撮影し、データをワークステーションに入力、有限要素解析のプログラムによって処理する。これにより、患者固有の三次元骨モデルが作成され、これをもとに三次元有限要素解析モデルを作成。この解析モデルに対して、現実の加重条件を模擬した加重・拘束条件を与えて応力・歪みを解析し、破壊強度を計算・算出する。
25	歯周外科治療におけるバイオ・リジェネレーション法	歯周炎による重度垂直性骨欠損	本法は、セメント質の形成に関与する蛋白質を主成分とする歯周組織再生誘導材料を用い、フラップ手術と同様な手技を用いた上で、直接、歯槽骨欠損部に填入するだけであり、短時間で低侵襲な手術が期待できる。

番号	先進医療技術名	適応症	技術の概要
26※	樹状細胞及び腫瘍抗原ペプチドを用いたがんワクチン療法	腫瘍抗原を発現する消化管悪性腫瘍（食道がん、胃がん又は大腸がんに限る。）、原発性若しくは転移性肝がん、膵臓がん、胆道がん、進行再発乳がん又は肺がん	がんワクチンによって、がん細胞に対する特異的な免疫を担当するTリンパ球を活性化し、患者自身の免疫系によりがんを攻撃する。活性化Tリンパ球移入療法とは異なり、がん細胞に特異的なTリンパ球のみを活性化する点が特徴。
27※	自己腫瘍・組織を用いた活性化自己リンパ球移入療法	がん性の胸水若しくは腹水又は進行がん	末梢血から採取した自己リンパ球と自己の腫瘍とを混合培養するなどして接触させた後、体外でインターロイキン2などの存在下で培養し、腫瘍に特異的と期待されるキラー細胞を誘導し、増殖させ、再び体内へ戻す療法。
28※	自己腫瘍・組織及び樹状細胞を用いた活性化自己リンパ球移入療法	がん性の胸水若しくは腹水又は進行がん	末梢血から採取した自己リンパ球と、自己の腫瘍と混合培養するなどして接触させた樹状細胞、もしくは、既に体内で腫瘍と接触のあったと考えられる腫瘍浸潤リンパ節由来樹状細胞とを、体外でインターロイキン2などの存在下で培養し、腫瘍に特異的と期待されるキラー細胞を誘導し、増殖させ、再び体内に戻す療法。
29	EBウイルス感染症迅速診断（リアルタイムPCR法）	EBウイルス感染症（免疫不全のため他の方法による鑑別診断が困難なものに限る。）	臓器移植手術においては、術後に免疫抑制剤を長期間投与する必要があるため、それに伴うウイルス感染症が発症しやすく、早期に対応するためには迅速診断が重要な検査となっている。特にトランスアミナーゼ等の逸脱酵素の上昇が見られる患者においては、移植後の拒絶反応によるものか、ウイルス感染によるものかを一刻も早く診断し、治療対策を開始する必要がある。また、伝染性単核球症や慢性活動性EBウイルス感染症、EBウイルス関連血球貪食症候群などのEBウイルスの感染によって引き起こされる疾患を早期に診断し適切な処置を行うには、感度が高く迅速な検査法が必要である。 本技術はReal Time PCR法を用い、EBウイルスのDNA量を数時間以内に定量的に評価し、EBウイルス感染症を迅速に診断するものである。
30	多焦点眼内レンズを用いた水晶体再建術	白内障	多焦点眼内レンズは、無水晶体眼の視力補正のために水晶体の代用として眼球後房に挿入される後房レンズである点では、従来の単焦点眼内レンズと変わりはない。 しかし、単焦点眼内レンズの焦点は遠方又は近方のひとつであるのに対し、多焦点眼内レンズはその多焦点機構により遠方及び近方の視力回復が可能となり、これに伴い眼鏡依存度が軽減される。 術式は、従来の眼内レンズと同様に、現在主流である小切開創から行う超音波水晶体乳化吸引術で行う。
31	フェニルケトン尿症の遺伝子診断	フェニルケトン尿症、高フェニルアラニン血症又はビオプテリン反応性フェニルアラニン水酸化酵素欠損症	分析に供与するDNAは、患者末梢血2～5mlを通常の採血と同様に採取するというきわめて非侵襲的な方法によって得られる。末梢全血を通常のフェノール法にて除蛋白した後、ゲノムDNAを抽出する。13ある各エクソンをPCR法にて増幅合成した後、DHPLC法にて遺伝子多型を持つエクソンを同定する。当該エクソンのシークエンスを行い、遺伝子変異を同定する。遺伝子欠失変異の同定にはMLPA法を用いて行う。
32	培養細胞によるライソゾーム病の診断	ライソゾーム病（ムコ多糖症I型及びII型、ゴーシェ病、ファブリ病並びにポンペ病を除く。）	先天性代謝異常の罹患リスクが高い胎児、新生児及び先天性代謝異常が疑われる症状を有する小児から、胎児の場合は、羊水を採取し、羊水細胞を培養後、細胞中の酵素活性を測定する。新生児や小児においては、末梢血を採取してリンパ球を培養、あるいは、皮膚生検を行い線維芽細胞を培養して、培養細胞中の酵素活性を測定する。 酵素活性の測定後、酵素補充療法の適応とならないものについては、造血幹細胞移植等の種々の治療法や、治療法がない場合においては、早期の対症療法や生活指導を行うことにより、患者のQOLの向上を可能とする。
33	培養細胞による脂肪酸代謝異常症又は有機酸代謝異常症の診断	脂肪酸代謝異常症又は有機酸代謝異常症	酵素活性の測定には、静脈血液5～10mlまたは米粒大の皮膚片から、培養リンパ球や培養皮膚線維芽細胞を樹立する。これらの技術によって得た培養細胞を用いて、酵素活性を測定して先天性代謝異常症の確定診断を行う。
34	RET遺伝子診断	甲状腺髄様がん	1）発端者診断 甲状腺髄様がん患者或いは甲状腺髄様がんの疑われる患者に対して、遺伝カウンセリングを施行し患者の同意を得た上で、採血を行い、末梢血より白血球DNAを抽出する。次に、RET遺伝子のエクソン10、11、13、14、15、16をPCR法を用いて増幅し、塩基配列をDNAシーケンサーにより解析する。遺伝子変異が認められた場合は、外科的治療の術式は甲状腺全摘となり、また、副腎と副甲状腺の精査を実施することとなる。

番号	先進医療技術名	適応症	技術の概要
			2）保因者診断 遺伝性甲状腺髄様がん患者の血縁者であって甲状腺髄様がんが疑われた患者に対しては，上記1）と同様の手順で遺伝子診断を行うが，既知の変異部位のみのシーケンスを行い，変異を認めた場合は，甲状腺全摘が考慮される。一方，RET遺伝子の変異が認められない患者に対しては，非遺伝性と判断されるため，甲状腺切除範囲はがん病変部位に適した範囲となり，甲状腺を一部温存することも可能となる。
35	角膜ジストロフィーの遺伝子解析	角膜ジストロフィー	本技術によって原因遺伝子を明らかにすることにより，病型に加え，発症年齢，重症度や予後も推定可能となり，治療により進行を遅らせることが可能な例を特定することや，角膜移植後の再発リスクを明らかにすることができる。さらに，患者が自分の病気を遺伝病として理解した上で，自身や家族の結婚や出産に関連して生じる諸問題について計画的に対処することが可能となる。
36	実物大臓器立体モデルによる手術支援	骨盤，四肢骨又は関節に著しい変形又は欠損を伴う疾患又は外傷	患部のCT画像を撮影した後，CTデータを元にコンピュータを用いて三次元画像を作成する。次に，三次元積層法を用いた三次元プリンターに当該画像データを入力し，骨格の実物大立体モデルを作製する。このモデルを用いて，実際の手術器具（ボーンソー・ドリルなど）を使用した手術のシミュレーションを行い，複雑な手術イメージをスタッフ間で共有・補完した上で手術に臨む。
37	単純疱疹ウイルス感染症又は水痘帯状疱疹ウイルス感染迅速診断（リアルタイムPCR法）	単純疱疹ウイルス感染症又は水痘帯状疱疹ウイルス感染症（免疫不全のため他の方法による鑑別診断が困難なものに限る。）	リアルタイムPCR法を用い，痂皮，潰瘍ぬぐい液からウイルスDNAを短時間で定性的・定量的に評価し，単純疱疹ウイルス及び水痘帯状疱疹ウイルス感染症を迅速に診断するものである。
38	網膜芽細胞腫の遺伝子診断	網膜芽細胞腫の患者又は遺伝性網膜芽細胞腫の患者の血族に係るもの	従来の染色体検査に加えて，以下の検査を実施する。 ①発端者診断 網膜芽細胞腫を発症した患者であって，原則としてその家系で最初に当該遺伝子診断を実施する外来を受診した者を，「発端者」と呼ぶ。発端者から約20ml採血し，血中のリンパ球からDNAとRNAを抽出する。これらを用いて，（ア）RB1遺伝子の全蛋白質コード領域およびプロモーター領域内の塩基配列解析 （イ）RT-PCR産物の塩基配列解析 を行い，網膜芽細胞腫の原因と考えられる遺伝子変異を同定し，遺伝性網膜芽細胞腫であるか否かを診断する。 ②保因者診断 ①の検査により，発端者のRB1遺伝子における変異が同定されていることが前提となる。未発症であるが発端者と家系を同じくする者（血縁者）から採血し，RB1遺伝子の塩基配列を解析する。血縁者のRB1遺伝子に当該発端者と同じ変異が認められた場合，当該血縁者は遺伝性網膜芽細胞腫の「保因者」であると診断される。保因者に対しては，眼底検査等を頻回に実施し，早期発見に努める。
39	IL28Bの遺伝子診断によるインターフェロン治療効果の予測評価	C型慢性肝炎（インターフェロン・リバビリン併用療法による効果が見込まれるものに限る。）	インターフェロン・リバビリン併用療法の適応のある患者の血液を採取し，リンパ球を分離後DNAを抽出する。リアルタイムPCR（Polymerase Chain Reaction）法により遺伝子多型を同定し，治療に対し感受性ないしは抵抗性の遺伝子を有無を確認することで治療効果予測を行い，インターフェロン・リバビリン併用療法の実施の適否を検討する。
40	前眼部三次元画像解析	緑内障，角膜ジストロフィー，角膜白斑，角膜変性，角膜不正乱視，水疱性角膜症，円錐角膜若しくは水晶体疾患又は角膜移植術後である者に係るもの	現在，眼科疾患を診断するためには，検眼鏡あるいは前眼部および眼底写真による検査が必須であるが，従来の検査法では，眼球表面上に現れている変化を観察することができるのみであり，その診断精度には限界がある。また，所見の判断は観察者の主観に左右される面もあり，その所見を広く第3者にも客観的情報として共有する手段が少ない。前眼部三次元画像解析は，これまでの眼科的検査では行えなかった，角膜，隅角，虹彩などの断層面の観察や立体構造の数値的解析が行える唯一の方法である。また，前眼部の光学的特性を不正乱視を含んで数値的解析ができる唯一の方法である。本解析法には，干渉光とScheimpflug像を用いて角膜等を断層的に観察する方法がある。いずれの方法も，装置にコンピューターが内蔵されており，取得データのファイリング，画像劣化のない半永久的保存，取得データの数値的解析などが行え，従来の眼科的検査では得られない情報の入手と情報管理が行える。又，解析結果は電子カルテシステムに組み入れることも可能である。

番号	先進医療技術名	適応症	技術の概要
41	有床義歯補綴治療における総合的咬合・咀嚼機能検査	咀嚼機能の回復のために有床義歯補綴が必要な歯の欠損	有床義歯新製前，新製有床義歯装着後の調整時，有床義歯調整後の各段階において，顎運動検査及び咀嚼能率に係る検査を行い，咬合状態及び咀嚼機能の状態を総合的に評価し，咬合の不正や咬合干渉の有無を把握し，的確な有床義歯の調整を行う。顎運動検査では，有床義歯製作時の下顎位を決定する場合にのみ保険適用の対象となっている歯科用下顎運動測定器を用いて咀嚼運動を自動解析して得られた運動経路パターンにおける咬合不正や咬合干渉を示す異常パターンの有無や下顎運動の安定性から，咬合調整の必要性を判断する。有床義歯に関する咀嚼能率検査では，グミゼリーを片側咀嚼させた後のグルコース濃度をグルコース測定機器で測定し，顎運動の左右の均衡状態等を含め有床義歯による咀嚼機能の改善状況を把握する。
42	急性リンパ性白血病細胞の免疫遺伝子再構成を利用した定量的PCR法による骨髄微小残存病変(MRD)量の測定	急性リンパ性白血病（ALL）又は非ホジキンリンパ腫（NHL）であって初発時に骨髄浸潤を認めるリンパ芽球性リンパ腫若しくはバーキットリンパ腫	初発時に白血病細胞の免疫グロブリンまたはT細胞受容体遺伝子の再構成をPCRで検出し，症例特異的プライマーを作成する。次にALLの化学療法開始5週（ポイント1，TP1）および12週（ポイント2，TP2）の骨髄MRD量を，初発時に作成したプライマーを用いてRQ-PCRにて定量的に測定し，MRD量が少ない（10^{-4}未満＝腫瘍細胞が1万個に1個未満）低リスク群，MRDが多い高リスク群（10^{-3}以上＝腫瘍細胞が千個に1個以上），それ以外の中間リスク群の3群に分類する。具体的には，施設で採取したTP1とTP2の骨髄のMRD量を治療開始後12-14週の間に測定し，結果をALL治療プロトコールで定められたリスク別層別化治療を実施する。
43	最小侵襲椎体椎間板掻爬洗浄術	脊椎感染症	医療の進歩に伴い全身の免疫能低下があっても長期生存が可能な症例が増加している。それに伴い難治性脊椎感染症が増加している。本疾患に対する治療は保存療法と侵襲の大きな外科治療しかなかった。しかし全身状態の悪い症例への外科治療は術後の合併症を併発する問題があった。本治療は1cm程度の小さな傷から，内視鏡やX線透視を用いて安全に椎体椎間板の掻爬と洗浄を行う。局所麻酔と静脈麻酔下で行え，手術操作にかかる時間が45分間程度と短く，最小侵襲であるため，余病の多い症例にも施行できる利点がある。従来できなかった患者への疼痛の緩和と治療に難渋した脊椎感染に対し大きな効果が望める。
44 ※	短腸症候群又は不可逆的な機能性小腸不全に対する脳死ドナーからの小腸移植	短腸症候群又は不可逆的な機能性小腸不全（経静脈栄養を要するものであって，経静脈栄養の継続が困難なもの又は困難になることが予測されるものに限る。）	短腸症候群，機能的不可逆性小腸不全のために経静脈栄養から離脱できない症例が静脈栄養の合併症などによりその継続が困難となった場合，正常な栄養状態，発育は維持できず，経静脈栄養の中止は多くの場合致命的である。また，経静脈栄養の合併症そのものも生命を脅かしQOLを著しく低下させるものである。このような症例に対し小腸移植を行うことにより経静脈栄養からの離脱が可能となり，重篤な静脈栄養の合併症を回避できるだけでなく，経口摂取が可能となり，点滴，カテーテルから解放され，ほぼ正常の日常生活をおくれるといった著しいQOLの向上を図ることができる。脳死ドナーからの小腸移植では，小腸と結腸の一部をその部位を還流する血管を含めて切除し，レシピエントの血管と吻合し，同所性に移植する。小腸は全腸管の長さの1/3以内（約1〜2m）であればその一部を切除しても機能に影響がないため生体ドナーからの臓器提供が可能であるが，特に成人のレシピエントの場合には小腸の全長と，場合によっては結腸の一部も移植可能な脳死ドナーからの移植が栄養，水分吸収などの面で有利である。本邦において脳死ドナーの不足は深刻な問題であるが，現在年間十数例の脳死下の臓器提供が行われるようになり，我々の5例の脳死ドナーからの小腸移植の経験からは，そのうち約半数のドナーから移植可能な良好な小腸グラフトの採取が可能であり，レシピエントは1-9ヵ月間の待機で脳死ドナーからの小腸移植が可能であった。生体ドナーからの移植には健康なドナーを手術するという倫理的な問題も存在し，また上述のように小腸の一部しか移植することができないため，成人のレシピエントで数ヵ月間の移植待機が可能な医学的緊急度のそれほど高くない症例に対しては脳死ドナーからの移植を積極的にすすめるべきであろう。経静脈栄養を受けている患者は国内に約3000例以上存在し，うち数百例は潜在的な小腸移植の適応症例と考えられ，年間数十例の新規適応患者が発生すると試算されている。脳死ドナーからの小腸移植は今後，短腸症候群／小腸機能不全に対する根治的治療となり得るものと考えられる。
45 ※	多血小板血漿を用いた難治性皮膚潰瘍の治療	通常の治療に抵抗性を有する難治性皮膚潰瘍（身体の状態により手術による治療が困難な者等に係るものに限る。）	患者本人から30〜60mlの末梢血を抗凝固剤共存下に採血し遠心分離用試験管に注入後，遠心分離し自己多血小板血漿を分取する。分取した多血小板血漿を患部（潰瘍部位）の大きさに応じた用量で塗布す

番号	先進医療技術名	適応症	技術の概要
			る。外来受診から治療施行までにかかる時間はおよそ最大で2時間である。
46 ※	短腸症候群又は不可逆的な機能性小腸不全に対する生体ドナーからの小腸部分移植	短腸症候群又は不可逆的な機能性小腸不全（経静脈栄養を要するものであって，経静脈栄養の継続が困難なもの又は困難になることが予測されるものに限る。）	短腸症候群，機能的不可逆性小腸不全のために経静脈栄養から離脱できない症例が静脈栄養の合併症などによりその継続が困難となった場合，正常な栄養状態，発育は維持できず，経静脈栄養の中止は多くの場合致命的である。また，経静脈栄養の合併症そのものも生命を脅かしQOLを著しく低下させるものである。このような症例に対し小腸移植を行うことにより経静脈栄養からの離脱が可能となり，重篤な静脈栄養の合併症を回避できるだけでなく，経口摂取が可能となり，点滴，カテーテルから解放され，ほぼ正常の日常生活をおくれるといった著しいQOLの向上を図ることができる。脳死ドナーからの小腸移植では，小腸と結腸の一部をその部位を還流する血管を含めて切除し，レシピエントの血管と吻合し，同所性に移植する。小腸は全腸管の長さの1/3以内（約1〜2m）であればその一部を切除しても機能に影響がないため生体ドナーからの臓器提供が可能であるが，特に成人のレシピエントの場合には小腸の全長と，場合によっては結腸の一部も移植可能な脳死ドナーからの移植が栄養，水分吸収などの面で有利である。本邦において脳死ドナーの不足は深刻な問題であるが，現在年間十数例の脳死下の臓器提供が行われるようになり，我々の3例の脳死ドナーからの小腸移植の経験からは，そのうち約半数のドナーから移植可能な良好な小腸グラフトの採取が可能であり，レシピエントは1-9ヵ月間の待機で脳死ドナーからの小腸移植が可能であった。生体ドナーからの移植には健康なドナーを手術するという倫理的な問題も存在し，また上述のように小腸の一部しか移植することができないため，成人のレシピエントで数ヵ月間の移植待機が可能な医学的緊急度のそれほど高くない症例に対しては脳死ドナーからの移植を積極的にすすめるべきであろう。経静脈栄養を受けている患者は国内に約3000例以上存在し，うち数百例は潜在的な小腸移植の適応症例と考えられ，年間約数十例の新規適応患者が発生すると試算されている。脳死ドナーからの小腸移植は今後，短腸症候群/小腸機能不全に対する根治的治療となり得るものと考えられる。
47 ※	自家嗅粘膜移植による脊髄再生治療	脊髄損傷（損傷後六月を経過してもなお下肢が完全な運動麻痺を呈するものに限る。）	自家嗅粘膜移植では，全身麻酔下に患者自身の鼻腔内に存在する嗅粘膜組織を内視鏡下に摘出する。そして摘出した嗅粘膜を手術室内で洗浄，細切後，脊髄損傷部位に存在する瘢痕組織を摘出して作製した移植床に直ちに移植する。移植後は少なくとも1年間は週35時間程度のリハビリテーションプログラムを遂行し，軸索再生と新たに獲得された神経回路の維持のため訓練を行っていく。
48	腹腔鏡下仙骨膣固定術	骨盤臓器脱	腹式仙骨膣固定術は，Amelineらによって1953年に報告された術式で，欧米における骨盤臓器脱のゴールデンスタンダードな治療法の一つである。1994年にNezhatらによって，はじめて腹腔鏡アプローチによる仙骨膣固定術が紹介された。その後，開腹と腹腔鏡による仙骨膣固定術の比較において，成績に差がなかった事から，より低侵襲な術式として腹腔鏡下仙骨膣固定術：Laparoscopic sacrocolpopexy（LSC）が普及した。今回，実施責任者である市川雅男がフランスのDiaconesses病院にて腹腔鏡下仙骨膣固定術を学び，日本において全腹腔鏡下仙骨膣固定術を導入した。今後の骨盤臓器脱治療の発展とより多くの患者がこの術式の恩恵にあずかれるように高度先進医療の申請をするものである。
49	硬膜外自家血注入療法	脳脊髄液漏出症（起立性頭痛を有する患者に係るものであって，脳脊髄液漏出症の画像診断基準（社団法人日本整形外科学会，社団法人日本脳神経外科学会，一般社団法人日本神経学会，一般社団法人日本頭痛学会，一般社団法人日本脳神経外傷学会，一般社団法人日本脊髄外科学会，一般社団法人日本脊椎脊髄病学会及び日本脊髄障害医学会が認めたものをいう。）に基づき確実であると診断されたものをいう。）	本法は，脳脊髄液が漏出している部分の硬膜外に自家血を注入し，血液と硬膜外腔組織の癒着・器質化により髄液漏出を止めるものである。具体的手技を下記に記載する。 [1] 体位は，手術台上で側臥位または腹臥位とする。 [2] 17G程度の硬膜外針を用いて，抵抗消失法にて硬膜外穿刺を行う。注入に先立ち硬膜外チューブを留置する場合もある。 [3] 自家血は，15〜40ml程度静脈採血し，注入に際しては，注入範囲を確認するため造影剤を4〜10ml加え注入する。 [4] 注入は，X線透視下で行う。 [5] 治療後，1〜7日間の臥床安静の後，退院とする。
50 ※	食道アカラシア等に対する経口内視鏡的筋層切開術	食道アカラシア，食道びまん性けいれん症等の食道運動機能障害を有するもの（食道の内腔が狭窄しているものに限る。）	食道アカラシアとは，下部食道の狭窄により食物の通過障害，嘔吐，胸痛，誤嚥性肺炎などを生じる。下部食道のAuerbach神経叢の変性消失が主因と考えられており，薬物療法，内視鏡的バルーン拡張術，ボツリヌス菌毒素局注療法，外科的治療（筋層切開，噴門形成術）な

番号	先進医療技術名	適応症	技術の概要
			どが行われている。外科的治療が最も恒久的な治療法と考えられており，現在，低侵襲な腹腔鏡下手術（保険収載）が主流となっているが，それでも少なくとも数個の腹壁の傷を要する。また筋層切開を経腹的に行う場合，筋層切開術の長さは最長でも 7cm くらいに制限される。したがって，「食道びまん性けいれん症」などは治療対象となりにくい。われわれは，外科的治療と同等以上の根治性を持つ低侵襲治療法として，経口内視鏡的筋層切開術（Per-Oral Endoscopic Myotomy：POEM）を開発し臨床応用している。POEM では筋層切開の長さを可及的に延長できるので「食道アカラシア」のみならず，「食道びまん性けいれん症」にも適応可能である。
51	MEN1 遺伝子診断	多発性内分泌腫瘍症 1 型（MEN1）が疑われるもの（原発性副甲状腺機能亢進症（pHPT）（多腺症でないものにあっては，40 歳以下の患者に係るものに限る。）又は多発性内分泌腫瘍症 1 型（MEN1）に係る内分泌腫瘍症（当該患者の家族に多発性内分泌腫瘍症 1 型（MEN1）に係る内分泌腫瘍を発症したものがある場合又は多発性内分泌腫瘍症 1 型（MEN1）に係る内分泌腫瘍を複数発症している場合に限る。））	1）発端者診断 MEN1 の疑われる患者（発端者）が対象となる。遺伝カウンセリングを施行し患者の同意を得た上で採血を行い，末梢血白血球より DNA を抽出する。次に，MEN1 遺伝子のエクソン 2〜10 のすべてを PCR 法を用いて一度に増幅し，塩基配列を DNA シーケンサーにより解析する。変異が認められた場合，MEN1 であることが確定する。 2）保因者診断 MEN1 遺伝子変異が判明している家系の血縁者が対象となる。上記 1）と同様の手順で遺伝子診断を行うが，既知の変異部位のみのシーケンスを行う。変異を認めた場合は，MEN1 に関する各種検査を行い，治療適応のあるものに関しては早期治療が可能になる。一方，MEN1 遺伝子の変異が認められない血縁者に対しては，遺伝していないことが判明し，以後の臨床検査は不要となり，医療費の節約が可能となる。
52	金属代替材料としてグラスファイバーで補強された高強度のコンポジットレジンを用いた三ユニットブリッジ治療	臼歯部中間欠損（臼歯部のうち一歯が欠損し，その欠損した臼歯に隣接する臼歯を支台歯とするものに限る。）	現在のコンポジットレジンは前歯，小臼歯の 1 歯レジンクラウンおよび金属裏装レジン前装クラウン・ブリッジのみの応用であったが，臼歯部の大きな咬合力に耐えられる高強度コンポジットレジンとグラスファイバーを用いることで 1 歯欠損の 3 ユニットブリッジに適応可能となる。また，咬合による応力のかかるブリッジ連結部には従来の歯科用金属の補強構造体に代えてグラスファイバーを使用することによりブリッジ強化が図られる。
53	ウイルスに起因する難治性の眼感染疾患に対する迅速診断（PCR 法）	豚脂様角膜後面沈着物若しくは眼圧上昇の症状を有する片眼性の前眼部疾患（ヘルペス性角膜内皮炎又はヘルペス性虹彩炎が疑われるものに限る。）又は網膜に壊死病巣を有する眼底疾患（急性網膜壊死，サイトメガロウイルス網膜炎又は進行性網膜外層壊死が疑われるものに限る。）	ヘルペス性角膜内皮炎，ヘルペス性虹彩炎が疑われる片眼性の前眼部疾患。急性網膜壊死，サイトメガロウイルス網膜炎，進行性網膜外層壊死が疑われる網膜壊死病巣を有する眼底病変は，ヒトヘルペスウイルスが病因と疑われる。このような症例の前房水を前房穿刺，あるいは硝子体液を手術時に採取して，これらの眼内液から DNA を抽出し，本診断法により HSV-1，HSV-2，VZV，EBV，CMV，HHV-6，HHV-7，HHV-8 の DNA の同定と定量をおこなう。この診断に基づいて適正な抗ウイルス治療をおこなう。当院眼科においては年間約 100〜150 例の患者が本検査の対象となる。 当該技術（難治性ウイルス眼感染疾患に対する包括的迅速 PCR 診断）は，必要なプライマーとプローブを作製して研究室にて用いている。プライマーとプローブは現時点ではキット化できていないため，院内で調整する。
54	細菌又は真菌に起因する難治性の眼感染疾患に対する迅速診断（PCR 法）	前房蓄膿，前房フィブリン，硝子体混濁又は網膜病変を有する眼内炎	内眼手術直後からの眼痛，前房蓄膿，硝子体混濁を呈する外因性眼内炎，体内に感染巣があり眼痛，前房蓄膿，硝子体混濁を呈する内因性眼内炎では早急に細菌感染を疑い検査する必要がある。このような症例の前房水を前房穿刺，あるいは硝子体液を手術時に採取して，これらの眼内液から DNA を抽出し，本診断により細菌 16SrDNA の定量をおこなう。この診断に基づいて適正な抗生剤投与，硝子体手術をおこなう。当院眼科においては年間約 30 例の患者が本検査の対象となる。経中心静脈高栄養法や各種カテーテルの留置に伴った真菌血症が全身的にあり，網膜後局部に網膜滲出斑，硝子体混濁，牽引性網膜剥離，前眼部炎症を呈する眼内炎では早急に真菌感染を疑い診断を付ける必要がある。このような症例の前房水を前房穿刺，あるいは硝子体液を手術時に採取して，これらの眼内液から DNA を抽出し，本診断により真菌 28SrDNA の定量をおこなう。この診断に基づいて適正な抗生剤投与，硝子体手術をおこなう。当院眼科においては年間約 20 例の患者が本検査の対象となる。従来の検査で眼科検体を用いた真菌の検査法の中で，現在保険でおこなわれているものは，培養があるが感度と特異度は本検査法よりも劣る。 当該技術（難治性細菌・真菌眼感染疾患に対する包括的迅速 PCR 診断）は，必要なプライマーとプローブを作製して研究室にて用いている。プライマーとプローブは現時点ではキット化できていないため，院内

番号	先進医療技術名	適応症	技術の概要
			で調整する。
55	内視鏡下甲状腺悪性腫瘍手術	甲状腺がん（未分化がんを除き，甲状腺皮膜浸潤及び明らかなリンパ節腫大を伴わないものに限る。）	甲状腺未分化癌以外の甲状腺皮膜浸潤を伴わず，画像上明らかなリンパ節腫大を伴わない甲状腺癌を本術式の適応症とする。それぞれの患者に対して，入院管理下で当該手術を行う。全身麻酔下で内視鏡下に甲状腺組織を切除する。切除範囲ならびに予防的リンパ節郭清の有無は明確に診療録に記載する。術後は合併症の有無を記載し，合併症併発例に対しては適切な治療を行い，術後管理上問題ないと判断された時点で退院として，その後は外来にて治療を行う。具体的評価項目には手術関連項目として反回神経同定と温存確認，上後頭神経外枝同定と温存確認，副甲状腺同定術と温存確認を記録・評価する。さらに，手術時間と出血量を記録する。病理組織診断にて手術の根治度を評価する。手術関連合併症の有無を評価する。術後出血の有無，反回神経麻痺，副甲状腺機能低下症の評価を退院日，退院後はじめての外来日，術後1ヶ月，6ヶ月，12ヶ月に評価する，可能ならば，喉頭ファーバーを用いて声帯の動きを用いて反回神経麻痺を評価する。副甲状腺機能は血清カルシウム値とインタクトPTH値にて評価する。入院また外来管理下において生じたすべての有害事象の有無を観察し，本手術と関連性を評価する。 術後整容性や頸部の違和感などの満足度はアンケート方式などで調査し評価する。
56	内視鏡下頸部良性腫瘍摘出術	甲状腺良性腫瘍，バセドウ病又は副甲状腺機能亢進症	甲状腺良性腫瘍，バセドウ病，および副甲状腺機能亢進症を本術式の適応症とする。それぞれの患者に対して，それぞれの患者に対して，入院管理下で当該手術を行う。全身麻酔下で内視鏡下に甲状腺組織を切除する。切除範囲ならびに予防的リンパ節郭清の有無は明確に診療録に記載する。術後は合併症の有無を記載し，合併症併発例に対しては適切な治療を行い，術後管理上問題ないと判断された時点で退院として，その後は外来にて治療を行う。具体的評価項目には手術関連項目として反回神経同定と温存確認，上後頭神経外枝同定と温存確認，副甲状腺同定術と温存確認を記録・評価する。バセドウ病の場合は術後の甲状腺機能の評価を行う。さらに，手術時間と出血量を記録する。病理組織診断にて手術の根治度を評価する。手術関連合併症の有無を評価する。術後出血の有無，反回神経麻痺，副甲状腺機能低下症の評価を退院日，退院後はじめての外来日，術後1ヶ月，6ヶ月，12ヶ月に評価する，可能ならば，喉頭ファーバーを用いて声帯の動きを用いて反回神経麻痺を評価する。副甲状腺機能は血清カルシウム値とインタクトPTH値にて評価する。入院また外来管理下において生じたすべての有害事象の有無を観察し，本手術と関連性を評価する。 術後整容性や頸部の違和感などの満足度はアンケート方式などで調査し評価する。
57	FOLFOX6単独療法における血中5-FU濃度モニタリング情報を用いた5-FU投与量の決定	大腸がん（七十歳以上の患者に係るものであって，切除が困難な進行性のもの又は術後に再発したものであり，かつステージIVであると診断されたものに限る。）	5-FU点滴46時間持続静注を用いる化学療法（具体的にはFOLFOX±分子標的薬．）の開始から22時間経過以降で終了の2時間前迄の間のプラトーに達した血中5-FU濃度を当該測定法で測定する。測定した5-FU濃度から持続静注中のAUCを算出し，患者個々の5-FUの薬物動態の個体差を考慮した投与量を決定する。この判断には海外の研究で検証され至適治療範囲と提唱されている持続静注中のAUC範囲20～25mg・h/Lを規準にするが，本邦で承認された5-FU投与量範囲や，レジメンの変更などの実際的な選択肢も考慮して，5-FU点滴46時間持続静注を用いる大腸癌の化学療法の投与量調節やレジメン変更などの判断に5-FU濃度という客観的定量値情報を付加する医療行為として構築している。
58	Verigeneシステムを用いた敗血症の早期診断	敗血症（一次感染が疑われるものであって，それによる入院から七十二時間以内の患者に係るものであり，かつ血液培養検査が陽性であるものに限る。）	【背景】敗血症は重篤で死亡率も高い病態である。この診療において，現在医療機関の細菌検査室で行われている一般的な検査方法では，血液培養提出から菌名同定・感受性試験終了まで72-96時間程度時間がかかってしまう。これは最適な治療の選択には72-96時間かかることを意味する。敗血症患者の予後改善のためには，最適な抗菌薬の速やかな投与が必要不可欠である。よって検体提出から感受性試験結果取得までの時間を如何に短縮するかが，臨床上極めて重要である。現時点では遺伝子解析装置を用いた迅速菌名同定法が可能性があるが，実現性や臨床的有効性は不明である。 【目的】本臨床試験の目的は，全自動多項目同時遺伝子検査システムであるVerigene・システムを用いた検査により敗血症の起因菌及び薬剤耐性遺伝子の検出及び同定を行い，その臨床的有用性を従来法の菌名同定・薬剤感受性検査と比較検討することである。

番号	先進医療技術名	適応症	技術の概要
			【対象・方法】敗血症患者の血液培養陽性検体を対象に，Verigene・システムを用いたBC-GP検査またはBC-GN検査を行い，敗血症の起因菌及び薬剤耐性遺伝子を検出・同定する。比較対照として，従来の菌名同定・薬剤感受性検査を行う。以下の項目の評価を行う。
59	腹腔鏡下広汎子宮全摘術	子宮頸がん（ステージがⅠA2期，ⅠB1期又はⅡA1期の患者に係るものに限る。）	手術の概要は従来行われて来た腹式広汎子宮全摘術を腹腔鏡下に以下のステップで行う。 [1] まず腹腔鏡下に骨盤リンパ節郭清を系統的に行う。 [2] 次いで膀胱側腔及び直腸側腔を十分に展開した後に，前中後子宮支帯を分離切断する。 [3] 腟管を切開し余剰腟壁をつけて子宮を経腟的に摘出する。 安全性及び有効性については Primary endpoint；切除標本の病理組織学的所見による根治性の評価と3年無再発生存期間 Secondary endpoint；無再発生存期間，3年5年全生存割合，手術時間，術中出血量，輸血率，術中合併症の有無，術後合併症の有無，術後QOLの評価等とし，これらを検証し安全性が同等で有効性が開腹術を上回ることを当院での開腹術の成績及び過去の手術治療成績の報告と比較証明する。

※・暫定的に先進医療Aとして実施する技術。ただし，平成28年3月31日までを先進医療Bへの移行期間とする。
・実施医療機関は，上記移行期間内に先進医療Bとして改めて申請する。なお，試験実施計画等の科学的評価が終了した場合，先進医療Aから削除とする。
・上記移行期間内に試験実施計画等の科学的評価が終了しなかった場合，平成28年4月1日をもって先進医療から削除とする。

第3項先進医療〔先進医療B〕（47種類）

番号	高度医療技術名	適応症	技術の概要	公表方法
1	削除	−	−	
2	削除	−	−	
3	削除	−	−	
4	ラジオ波焼灼システムを用いた腹腔鏡補助下肝切除術	原発性若しくは転移性肝がん又は肝良性腫瘍	4〜5本のトロカーを用い腹腔鏡下に胆嚢摘出と後腹膜からの肝の剥離・授動を施行後，右肋弓下に約8cm-10cmの小開腹をおき，この部位から腹腔鏡補助下に肝実質切離操作を行う。創が小さく用手的な肝圧排操作ができないため，liver hanging maneuverを用いて肝切離操作を行う。これにより肝静脈系出血の軽減のみならず肝切離面の展開が容易となり，肝切離の目標ともなる。また，出血量を軽減し良好な視野で手術を行うため，肝切離前に肝離断面を必ずラジオ波前凝固する。肝静脈などの太い脈管の切離は主に自動縫合器を使用する。切除肝は小開腹創より回収する。基本的に従来の開腹肝切除手技の応用であり，小切開創から直視下に血管処理や肝切除を行うため，内視鏡外科手術につきまとう自由度の低下による危険はない。逆に，腹腔鏡を用いることで良好な視野のもと細かな手術が可能となり，出血および術後合併症の発生を軽減する可能性がある。小開腹創から行う腹腔鏡補助下での肝切離操作は開腹手術手技と同様であり，安全性は保たれている。本手術を施行するにあたっては，本術式は保険収載されていない術式であること，肝切除が潜在的に持つ出血などのリスクは本術式でも同様であること，開腹術に移行した場合は内視鏡外科手術の利点は失われること等を患者に説明する。	
5	パクリタキセル腹腔内投与及び静脈内投与並びにS-1内服併用療法	腹膜播種又は進行性胃がん（腹水細胞診又は腹腔洗浄細胞診により遊離がん細胞を認めるものに限る。）	腹腔ポートより，パクリタキセルを腹腔内に直接投与する。また，全身化学療法として，経口抗悪性腫瘍剤であるS-1の内服及びパクリタキセル経静脈投与を併用する。 この化学療法は21日間を1コースとして行い，S-1は標準量（80mg/m^2）を14日間内服し，7日間休薬する。パクリタキセルは第1日目及び第8日目に50 mg/m^{2}を経静脈投与，20 mg/m^{2}を腹腔内投与する。 本療法は，(1) 腫瘍の進行が確認される，(2) 有害事象により継続困難となる，(3)治療が奏効して腹膜播種や腹腔内遊離がん細胞が消失する，のいずれかの状況に至るまで反復する。(3) の場合には，根治的手術の実施を考慮する。	
6	経カテーテル大動脈弁植込み術	弁尖の硬化変性に起因する重度大動脈弁狭窄症（慢性維持透析を行っている患者に係るものに限る。）	本医療で使用される機器は，狭窄した大動脈弁に植え込まれる人工弁（以下，生体弁）とそれを適正位置まで送達するデリバリーシステムで構成される。生体弁はステンレス製のステント状フレームにウシの心のう膜弁（三葉の組織弁）がマウントされたものである。デリバリーシステムは，経皮的冠動脈形成術と同様にバルーンカテーテルとシースイントロデューサおよびダイレータ等で構成される。 留置方法には経大腿アプローチと経心尖アプローチの2方法ある。 【経大腿アプローチ】 1. 大腿動脈を穿刺し，ガイドワイヤを左室まで進める。大腿動脈が狭小でありシースの挿入に危険が伴うと判断された場合は，傍腹直筋小切開を行い後腹膜経由にて総腸骨動脈に至り，同様の手技を施行する。前拡張用のバルーンカテーテルを腸骨大腿動脈部から挿入し，ラピッドペーシング下で狭窄した大動脈弁の弁口部を広げる。 2. ガイドワイヤを左室に残した状態でカテーテルを抜去した後，ダイレータを用いて穿刺部を広げシースイントロデューサを留置する。 3. 弁を洗浄した後，圧縮器を用いてバルーンカテーテル上に圧縮し，装着する。 4. カテーテルに弁が装着されたバルーンカテーテルを通し，シースから大腿動脈部に挿入，前拡張した大動脈弁まで進める。 5. ラピッドペーシングの下，狭窄した大動脈弁弁口部でバルーンを拡張し，弁を留置する。 【経心尖アプローチ】 1. 第5あるいは第6肋間を小切開し心尖部心膜に達する。心膜を切開し心尖部を露出する。 2. 心尖部に二重巾着縫合を行い，18ゲージ針を穿刺，ガイドワイヤを左室内に挿入する。 3. ガイドワイヤを用いて前拡張用のバルーンカテーテルをシースに挿入し，ラピッドペーシング下で狭窄した大動脈弁の開口部を広げる。 4. 以下経大腿アプローチと同様の手順で弁を留置する， 本治療法はすでに欧米にて1000例以上の臨床実績があり，2007年にはCEマークの認証を受け，欧州で市販が開始されている。また，米国	

番号	高度医療技術名	適応症	技術の概要	公表方法
			においては，有効性および安全性を検証するピボタル試験（PARTNER-US）が進行中である。	
7	パクリタキセル静脈内投与（一週間に一回投与するものに限る。）及びカルボプラチン腹腔内投与（三週間に一回投与するものに限る。）の併用療法	上皮性卵巣がん，卵管がん又は原発性腹膜がん	局所麻酔または硬膜外麻酔下の小開腹を行い，腹腔ポートを留置する。このポートより，カルボプラチンを腹腔内に直接投与する。また，全身化学療法としてパクリタキセル経静脈内投与を併用する。この化学療法は21日間を1コースとして行い，パクリタキセルは第1日目，第8日目及び第15日目に標準量（80mg/m²）を経静脈投与，カルボプラチンを第1日目に標準量（※ AUC6（mg/L）・h）を腹腔内投与し，計6コースを行う。 ※ AUC：area under the blood concentration time curve（薬物血中濃度－時間曲線下面積）	
8	パクリタキセル静脈内投与，カルボプラチン静脈内投与及びベバシズマブ静脈内投与の併用療法（これらを3週間に1回投与するものに限る。）並びにベバシズマブ静脈内投与（3週間に1回投与するものに限る。）による維持療法	再発卵巣がん，卵管がん又は原発性腹膜がん	この化学療法は21日間を1サイクルとして行い，パクリタキセルは第1日目に標準量（175mg/m²）を経静脈投与及びカルボプラチンを第1日目に標準量（※ AUC 5（mg/L）・h）を経静脈投与に加えて，ベバシズマブを第1日目に標準量（15mg/kg）を経静脈投与し，計6サイクルを行う。その後，維持療法としてベバシズマブを3週間毎に標準量（15mg/kg）を経静脈投与する。 ※ AUC：area under the blood concentration time curve（薬物血中濃度－時間曲線下面積）	
9	削除	－	－	
10	十二種類の腫瘍抗原ペプチドによるテーラーメイドのがんワクチン療法	ホルモン不応性再燃前立腺がん（ドセタキセルの投与が困難な者であって，HLA-A24が陽性であるものに係るものに限る。）	まず，血液検査にてヒト白血球抗原（HLA）のタイプがHLA-A24陽性であることを確認する。 次に，HLA-A24により特異的に抗原提示される12種類のがんペプチドに対する血液中の抗体量を測定し，抗体量の多い，つまり免疫反応性が高いと推測されるがんペプチドを最大4種類まで選択する。 以上のように患者個別に選択したがんペプチドワクチンを，それぞれ週に1回の頻度で皮下注射し，計8回投与にて第1治療期間終了とする。第2治療期間以降は2週間に1回の頻度とし，1治療期間の投与回数は同様に計8回とする。	
11	パクリタキセル腹腔内反復投与療法	胃切除後の進行性胃がん（腹膜に転移しているもの，腹腔洗浄細胞診が陽性であるもの又はステージⅡ若しくはⅢであって肉眼型分類が3型（長径が八センチメートル以上のものに限る。）若しくは4型であるものに限る。）	D2（第1群リンパ節及び第2群リンパ節）郭清を伴う幽門側胃切除術又は胃全摘術を行う。同時に腹腔内投与用の皮下埋め込み型腹腔用ポートを挿入し，また，閉腹時に1コース目（14日間）としてパクリタキセル（60mg/m²）を腹腔内投与する。 　2，3コース目（28日間）は第1日目，第8日目及び第15日目にパクリタキセル（60mg/m²）を腹腔内投与し，終了とする。 　なお終了後は，原則として標準療法である，S-1単剤療法又はS-1・シスプラチン併用療法を行う。	
12	経胎盤的抗不整脈薬投与療法	胎児頻脈性不整脈（胎児の心拍数が毎分百八十以上で持続する心房粗動又は上室性頻拍に限る。）	本治療は入院，24時間の安全性管理のもとで行われる。 まず，胎児心エコーにて，上室性頻脈，心房粗動等の頻脈性不整脈の分類を行う。各胎児診断と胎児水腫の有無により，抗不整脈薬であるジゴキシン，ソタロール，フレカイニド又はその組み合わせの中から使用薬剤及び投与量を選択する。胎児心拍モニタリング下で，母体に対し経口又は経静脈的に抗不整脈薬を投与し，胎盤を介した胎児への効果を期待する。	
13	低出力体外衝撃波治療法	虚血性心疾患（薬物療法に対して抵抗性を有するものであって，経皮的冠動脈形成術又は冠動脈バイパス手術による治療が困難なものに限る。）	治療には心臓超音波装置を内蔵した体外衝撃波治療装置を用いる。 まず，患者を仰臥位とする。次に，体外衝撃波治療装置に内蔵した超音波プローブを前胸壁に当て，虚血部位の心筋に照準を合わせ低出力衝撃波（約0.1mJ/mm²，尿路結石破砕に用いられている出力の約10分の1）を照射する。照射部位数は虚血範囲に応じて40～70カ所とし，1カ所につき200発照射する。この衝撃波治療を1～2日おきに計3回行い終了とする。	
14	削除	－	－	
15	重症低血糖発作を伴うインスリン依存性糖尿病に対する心停止ドナー又は心停止	重症低血糖発作を伴うインスリン依存性糖尿病	膵島移植は，血糖不安定性を有するインスリン依存状態糖尿病に対して，他人より提供された膵臓から分離した膵島組織を移植することで血糖の安定性を取り戻すことを可能とする医療である。局所麻酔下に膵島組織を門脈内に輸注する方法で移植され，低侵襲かつ高い安全性を有	

番号	高度医療技術名	適応症	技術の概要	公表方法
	ドナーからの膵島移植		することが特徴である。本治療法においては，血糖安定性を獲得するまで移植は複数回（原則3回まで）実施でき，免疫抑制法は新たに有効性が確認されているプロトコールが採用されている。	
16	削除	−	−	
17	術後のホルモン療法及びS-1内服投与の併用療法	原発性乳がん（エストロゲン受容体が陽性であって，HER2が陰性のものに限る。）	対象症例は，組織学的に浸潤性乳がんと診断された女性（病期Stage〜ⅢA及びⅢB）で根治手術及び標準的な術前又は術後化学療法が施行された（対象によっては標準的化学療法の省略を可とする），エストロゲン受容体陽性かつHER2陰性で，再発リスクが中間以上である患者とする。本試験に登録された症例は，標準的術後ホルモン療法単独，又は標準的術後ホルモン療法とTS-1の併用療法のいずれかに割り付けられ，両群ともに標準的術後ホルモン療法5年間を実施，併用療法群は標準的術後ホルモン療法と同時にTS-1を1年間投与する。TS-1体表面積及びクレアチニンクリアランスによって規定された投与量を朝食後及び夕食後の1日2回，14日間連日経口投与し，その後7日間休薬する。これを1コースとして，投与開始から1年間，投与を繰り返す。	UMIN 3969
18	削除	−	−	
19	急性心筋梗塞に対するエポエチンベータ投与療法	急性心筋梗塞（再灌流療法の成功したものに限る。）	本治療では，急性心筋梗塞患者の急性期に対して，経カテーテル的に再灌流療法が成功した後，可及的速やかに試験薬（エポエチンベータ）（0.5 mL）を9.5 mLの生理食塩水に混入したものを静脈内に1分間以上かけて単回投与する。エポエチンベータは，人間の体内で分泌されているエリスロポエチンというホルモンを人工的に合成した薬剤で，細胞保護作用や血管新生作用が知られている。現在までの研究で，通常治療に比べエポエチンベータを投与した場合は慢性期に心臓の機能が良好に回復することがわかっており，その至適用量の存在もある程度分かってきた。そこで，本治療においては，急性心筋梗塞に対するエポエチンベータ投与が有効かつ安全であることをさらに多くの症例で確認することと同時に至適用量を探索する。本治療は，世界的標準治療法が未確定の急性心筋梗塞患者の慢性期心不全改善を図るものである。	
20	ボルテゾミブ静脈内投与，メルフェラン経口投与及びデキサメタゾン経口投与の併用療法	原発性ALアミロイドーシス	ボルテゾミブ（B），メルファラン（M）をデキサメタゾンに併用して用いる。ボルテゾミブ（B），メルファラン（M）をBは1.0〜1.3mg/m^2 を第1日目，4日目，8日目，11日目に静脈投与，Mは8mg/m^2 を第1日目〜4日目に経口投与，この治療を28日間ごと（休薬期間16日を含む1サイクル）に最大4回繰り返すことで早期にアミロイド蛋白の前駆体である血中のM蛋白濃度（M蛋白軽鎖：FLC）を下げ病勢の進行を抑える。	
21	培養骨髄細胞移植による骨延長術	骨系統疾患（低身長又は下肢長不等である者に係るものに限る。）	骨延長術時に骨髄液を採取し，間葉系幹細胞を含む細胞を自己血清含有の骨芽細胞誘導培地にて3週間培養し骨芽細胞へ分化誘導する。多血小板血漿は移植前日に自己静脈血より遠心分離法により精製する。培養細胞の安全性を確認後，培養細胞と多血小板血漿を混合してトロンビン，カルシウムとともに骨延長部位に注射により移植して，早期に骨形成を促す治療法である。	UMIN 1251
22	NKT細胞を用いた免疫療法	肺がん（小細胞肺がんを除き，切除が困難な進行性のもの又は術後に再発したものであって，化学療法が行われたものに限る。）	NKT細胞は特異的リガンドであるαガラクトシルセラミドにより活性化すると腫瘍に対して直接的に，もしくは他の免疫担当細胞を活性化して間接的に強力な抗腫瘍効果を発揮する。体内NKT細胞の活性化を誘導するために，末梢血より成分採血にて単核球を採取して樹状細胞を誘導し，αガラクトシルセラミドを添加した後に，本人に点滴静注にて投与する。	
23	ペメトレキセド静脈内投与及びシスプラチン静脈内投与の併用療法	肺がん（扁平上皮肺がん及び小細胞肺がんを除き，病理学的見地から完全に切除されたと判断されるものに限る。）	PEM+CDDP併用療法は，1日目にPEMは500mg/m^2 とCDDPは75 mg/m^2 を投与し，3週毎に4回投与する。進行非扁平上皮非小細胞肺癌に対する有効性，および安全性が確立した治療であり，さらには術後補助化学療法としても期待されている治療法である。	
24	ゾレドロン酸誘導γδT細胞を用いた免疫療法	非小細胞肺がん（従来の治療法に抵抗性を有するものに限る。）	患者末梢血から単核細胞（PBMC）を採取し，その中に含まれるγδT細胞をゾレドロン酸とIL-2を用いて体外で刺激培養した後，再び患者の体内に戻す（点滴静注）。アフェレーシスで採取したPBMCを分注して凍結保存し，培養に用いる。γδT細胞の投与（点滴静注）を2週間毎に6回実施する。効果が確認された患者ではさらに治療を継続する。	UMIN 6128
25	削除	−	−	
26	コレステロール塞栓症に対する血液浄化	コレステロール塞栓症	動脈硬化性プラークの破綻によりコレステロール結晶が飛散し，末梢小動脈を塞栓し，他臓器に重篤な障害が発生するコレステロール塞栓症の	

番号	高度医療技術名	適応症	技術の概要	公表方法
	療法		うち，血管内操作および血管外科的手術が誘発因子となり，腎機能障害を示した患者を対象とし，リポソーバー LA－15 を用いた血液浄化療法と薬物治療の併用により，腎機能を改善させられるかを検証する。	
27	慢性心不全に対する和温療法	慢性心不全	和温療法には，遠赤外線均等乾式サウナ治療器（和温療法器）を用いて，60℃の乾式サウナ浴を 15 分間施行した後，出浴後 30 分間の安静保温を行う。遠赤外線は熱透過性に優れており，効率よく深部体温を上昇させる。さらに乾式サウナ浴は温水浴と異なり，静水圧の影響がなく，心臓に対する前負荷・後負荷はむしろ減少する。上記の方法により和温療法を施行すると，患者の深部体温は約 1℃上昇し，この体温上昇により和温効果が発揮される。出浴後 30 分間の安静保温により，和温効果はさらに維持・増強される。その間，心拍数や体血圧の変化は少なく，拡張期血圧は有意に低下する。60℃・15 分間の遠赤外線均等乾式サウナ浴による体酸素消費量の増加はわずか 0.3mets 程度であり，和温療法は心臓に対して負荷のない治療法である。したがって，重症心不全にも和温療法は応用可能で著名な効果を発揮する。和温療法前後に体重を測定し，発汗量に見合った量（通常約 150〜300ml 程度）を飲水させ脱水の予防を行う。	
28	重症心不全に対する免疫吸着療法	重症心不全（心抑制性抗心筋自己抗体が陽性であって，従来の治療法に抵抗性を有するものに限る。）	治験対象外に限定した，病因自己抗体除去を目的としたアフェレシス治療 他疾患で実施されている免疫吸着療法と同様の方法で，体外循環を用いて心抑制性抗心筋自己抗体を吸着・除去する。具体的には，患者血液を静脈より採取し，血漿分離機を用いて血球と血漿に分離した後，血漿をイムソーバ TR へ流し，自己抗体が除去された後の血漿を血球とともに静脈から体内へ戻す。1 回当たりの血漿処理量は 1.5 リットル，治療時間は 2~3 時間程度である。自己抗体の再上昇現象が認められることから，3~6 ヵ月ごとに，1 クール当たり 3~5 回の治療が望まれる。	
29	自己口腔粘膜を用いた培養上皮細胞シートの移植術	角膜上皮幹細胞疲弊症（二十歳以上かつ書面により同意した場合であって，移植の対象となる眼球の角膜上皮幹細胞が角膜全体にわたり疲弊し，角膜の表面全体が結膜組織で被覆されているものに限る。）	本方法は，患者本人の口腔粘膜組織を採取し単離した上皮細胞を，温度応答性培養皿状で約 2 週間培養し，培養上皮細胞シートを作製する。角膜表面から結膜瘢痕組織を外科的に除去した後，この細胞シートを露出させた角膜実質に縫合する。 これにより，角膜表面は上皮組織により完全に再建され，角膜の透明性が回復し，視力回復が長期的に得られる事が期待できる。	
30	NKT 細胞を用いた免疫療法	頭頸部扁平上皮がん（診断時のステージが IV 期であって，初回治療として計画された一連の治療後の完全奏功の判定から八週間以内の症例（当該期間内に他の治療を実施していないものに限る。）に限る。）	標準治療終了後の頭頸部扁平上皮がんを適応症とした，末梢血単核球由来の培養細胞に NKT 細胞特異的リガントを提示させて鼻粘膜に投与し，内在性 NKT 細胞を活性化させ抗腫瘍効果を得る新規の免疫細胞治療である。	
31	食道がんの根治的治療がなされた後の難治性の良性食道狭窄に対する生分解性ステント留置術	食道がんの根治的治療がなされた後の難治性の良性食道狭窄（内視鏡による検査の所見で悪性ではないと判断され，かつ，病理学的見地から悪性ではないことが確認されたものであって，従来の治療法ではその治療に係る効果が認められないものに限る。）	BD-stent は外科吸収糸で使用される polydioxanone を素材としており，polydioxanone が加水分解反応することにより，留置後約 1.5-3 か月程度でステント構造が分解・吸収されるという特性を持つ。BD-stent の長さは 60，80，100mm の 3 種類があり，狭窄に応じたステントを選択する。ステント留置は，付属のデリバリーステントを用いて内視鏡的に行う。狭窄が強くデリバリーデバイスが通過しないと予測される場合，留置前にデリバリーデバイスが通過するための拡張処置として，ステント留置前に EBD，ブジーもしくは，radial incision and cutting (RIC) を行ってもよい。	
32	C 型肝炎ウイルスに起因する肝硬変に対する自己骨髄細胞投与療法	C 型肝炎ウイルスに起因する肝硬変（Child-Pugh 分類による点数が七点以上のものであって，従来の治療法（肝移植術を除く。）ではその治療に係る効果が認められないものに限る。）	全身麻酔下で患者の腸骨より骨髄液を約 400ml 採取の上，骨髄採取キットにより骨片を除去し（血液疾患の骨髄移植に準じて），無菌的に単核球分画の分離精製を行い，末梢静脈から約 2-3 時間かけて投与する。	

番号	高度医療技術名	適応症	技術の概要	公表方法
33	自己口腔粘膜及び羊膜を用いた培養上皮細胞シートの移植術	スティーブンス・ジョンソン症候群，眼類天疱瘡又は熱・化学腐食に起因する難治性の角結膜疾患（角膜上皮幹細胞が疲弊することによる視力障害が生じているもの，角膜上皮が欠損しているもの又は結膜嚢が癒着しているものに限る。）	被験者より採取した口腔粘膜組織を用いて，先端医療センターにてヒト羊膜基質上で培養した口腔粘膜上皮シートの移植により，角膜再建（視力改善，上皮修復）および結膜嚢再建（癒着解除）を行う。対象患者は，難治性角結膜疾患のうち，原疾患がスティーブンス・ジョンソン症候群，眼類天疱瘡，重症熱・化学腐食のいずれかであるもので，以下の3つのグループに分けられる。 1）視力障害の患者（（上記3疾患ごとに6症例ずつ計18症例） 2）亜急性遷延性上皮欠損の患者（上記3疾患のいずれかは問わない。計6症例） 3）結膜嚢癒着の患者のうち，眼類天疱瘡の進行予防のために結膜嚢形成が必要な患者や白内障手術予定患者等（上記3疾患のいずれかは問わない。計6症例） 主要評価項目は対象患者に対応して，以下の通りとする。 1）移植前から移植後24週の遠見（5m）視力の変化 2）移植前から移植後24週の上皮異常総合スコア（上皮欠損，結膜侵入，血管侵入のスコア値の和）の変化 3）移植前から移植後24週の眼科所見における結膜嚢癒着スコア（上下の和）の変化 いずれのグループも，難治性角結膜疾患の治療を目的としており，安全性評価項目は同一であるため，一つの臨床試験として実施することとする。 副次的評価項目は共通で，結膜所見（角化，結膜充血，結膜嚢癒着上・下），角膜所見（眼球癒着，角化，上皮欠損，結膜侵入，血管侵入，角膜混濁）とする。安全性評価は有害事象の発現頻度と重症度とする。	
34	術前のホルモン療法及びゾレドロン酸投与の併用療法	閉経後のホルモン感受性の乳がん（長径が五センチメートル以下であって，リンパ節転移及び遠隔転移しておらず，かつ，エストロゲン受容体が陽性であって，HER2が陰性のものに限る。）	登録後7日以内にレトロゾールの1日1回2.5mgの経口投与を開始する。（術前内分泌療法）レトロゾール開始後28日にゾレドロン酸を1回，点滴静注する。レトロゾールを24週間経口投与した後，乳癌に対する手術を行う。	
35	経皮的乳がんラジオ波焼灼療法	早期乳がん（長径が一・五センチメートル以下のものに限る。）	全身麻酔導入後，通常は，RFA治療前にセンチネルリンパ節生検を施行する。RFAの手技はUSで腫瘍を確認し穿刺部位を決定したのち，穿刺予定部位を消毒，局所麻酔を行なう。US画像をガイドとして電極針を腫瘍に刺入して，ジェネレーターというラジオ波発生装置に接続し，通電を開始する。1回の通電につき通常10分前後でインピーダンスが上昇し，通電完了する。通電終了後は電極針を抜去する。USを再度撮像し，治療効果および合併症の有無を観察し，治療終了となる。治療時間は検査，準備も含めて約20分である。 RFA施行後，数週間後より通常の乳房照射を追加し局所治療を終了する。	
36	インターフェロンα皮下投与及びジドブジン経口投与の併用療法	成人T細胞白血病リンパ腫（症候を有するくすぶり型又は予後不良因子を有さない慢性型のものに限る。）	くすぶり型と慢性型成人T細胞白血病リンパ腫（ATL）に対してIFNα/AZT療法群とWatchful waiting群の2群に無作為割り付けを実施。主要評価項目として無イベント生存期間を両群で比較する多施設共同無作為割り付け試験。組み込み予定症例は片群37例，両群74例。登録期間3年，追跡期間2年，総試験期間5年である。IFNα/AZT療法群に割りつけられた症例には，レトロビル（R）カプセル（600mg）を連日経口投与する。また，IFNαとしてスミフェロン（R）注DS 300万単位を1サイクル目には日回連日皮下投与し，day8から600万単位に増量する。2サイクル目以降はdayから600万単位を投与する。1治療サイクルを28日（4週）とし，第4治療サイクルからはレトロビル（R）カプセル（400mg）を連日経口投与，スミフェロン（R）注DS 300万単位を連日皮下投与に減量する。当初10日間入院し，以後外来治療を増悪または毒性中止まで継続する。この間，2週毎に外来受診し，日和見感染予防薬の連日内服と定期的な診察と血液／画像検査を行う。	
37	冠動脈又は末梢動脈に対するカテーテル治療におけるリーナルガードを用いた造影剤腎症の発症抑制療法	腎機能障害を有する冠動脈疾患（左室駆出率が三十パーセント以下のものを除く。）又は末梢動脈疾患	eGFRが45ml/min/1.73m2又はそれ以下の腎機能障害を有し，かつ左室駆出分画（EF）が30%を超える冠動脈又は末梢動脈疾患患者で，カテーテル治療を受ける造影剤使用患者を対象に，リーナルガードの有用性，安全性を検討する，多施設共同非盲検単群試験。予定組み込み症例は60例。 造影剤を使用するカテーテル治療開始90分前に，輸液ルート確保のため18G以上の留置針で末梢静脈確保し，導尿カテーテルを留置。リーナルガードの輸液セットを患者に繋ぎポンプに装着する。30分以上か	

番号	高度医療技術名	適応症	技術の概要	公表方法
			けて，250mlの生理食塩水を急速輸液する。尿量が300ml/時以上を維持するように補液排尿バランスを本機器により調整。適宜フロセミドの静脈内投与を許容する（最大2回まで0.50mg/kg）。最終造影剤注入4時間後にこれらのシステムを抜去する。 主要評価項目は造影剤腎症発生率（有効性評価）および重大な有害事象の発生率（安全性評価）。造影剤腎症の定義は，造影剤使用後3日以内に血清クレアチニンが前値より25%以上又は0.5mg/dl以上増加した場合とする。	
38	トレミキシンを用いた吸着式血液浄化療法	特発性肺線維症（急性増悪の場合に限る。）	本研究に組み入れた全ての患者に対し，薬物治療（ステロイド大量療法，好中球エラスターゼ阻害薬及び免疫抑制剤の併用療法）に加えて，トレミキシンを用いたPMX療法を施行する。PMX療法は，抗凝固剤（ナファモスタットメシル酸塩30mg/時）投与下で，流量60〜100mL/分，トレミキシン1本につき6時間以上（24時間まで），最低2本（最大3本）を使用することとし，PMX療法終了後12週間までは経過観察する。主要評価項目はPMX療法開始後4週間の生存率とする。そのほかの評価項目は1）肺酸素化能の短期効果（P/F比，AaDO2），2）胸部画像の短期および中期効果，X線画像又はHRCT画像，3）血中CRPの短期効果，4）肺酸素能の中期効果（P/F比，AaDO2），5）人口呼吸器の使用期間，6）PMX療法開始後12週間の生存率（Kaplan-Meier法）。予定組み込み症例は20症例である。	
39	腹腔鏡下センチネルリンパ節生検	早期胃がん	本試験は術前診断T1N0M0，腫瘍長径4cm以下と診断された単発性の早期胃癌症例を対象として，「SNをLN転移の指標とした個別化手術群」を行い，その根治性・安全性を検証する第II相多施設共同単群試験である。すべての症例にSN生検を行い，術中SN転移陰性の場合にはSN流域切除を原則とした縮小胃切除（噴門側胃切除，幽門保存胃切除，胃部分切除，分節切除）を行って「縮小手術群」（A群）とする。流域切除範囲によって縮小手術が困難な場合には従来通りの胃切除術（幽門側胃切除術・胃全摘術）（B群）を実施する。また，SN転移が陽性の場合にはD2LN郭清と定型胃切除（幽門側胃切除術・胃全摘術）（C群）を行う。Primary Endpointは5年無再発生存割合，Secondary EndpointsはSN同定率，転移検出感度，3年無再発生存割合，3年・5年全生存割合，術後QOLとする。Primary Endpointすなわち個別化手術の根治・安全性の評価は，本試験登録A〜C群（個別化手術群）の手術成績とこれまで報告されてきた同じ早期胃癌に対する手術成績を比較し，A群のみの部分集団での予後についてもSecondary Endpontとして同時に検証する。術後QOLに関しては「個別化手術群」内での比較も行う。	
40	オクトレオチド皮下注射療法	先天性高インスリン血症（生後二週以上十二月未満の患者に係るものであって，ジアゾキサイドの経口投与では，その治療に係る効果が認められないものに限る。）	ジアゾキサイド不応性先天性高インスリン血症（高インスリン血性低血糖症）を対象にオクトレオチド持続皮下注射療法の有効性，安全性を検討する多施設単群非盲検試験。有効性の主要評価項目は短期有効性（投与開始前24時間と，投与開始後48時間以内で同一治療条件ごとの平均血糖値を患者ごとに比較し，投与前と比較して50mg/dL以上上昇したものを有効例とし有効例/総患者数を有効率として評価する），副次評価項目は長期有効性（ブドウ糖輸液量が6mg/kg/分（8.64g/kg/日）以下に減量できたものを有効例，離脱できたものを著効例とし，有効例/総患者数を有効率，著効例/総患者数を著効率として評価する），発達予後及び治療中の低血糖である。安全性の評価項目は身体計測値，有害事象，臨床検査，腹部超音波検査，胸部超音波検査・心拍モニターによる心合併症の評価で，予定組み込み症例数は5例である。初期治療は入院にて行い，症状改善に応じて外来治療へ移行して継続する。	
41	アルテプラーゼ静脈内投与による血栓溶解療法	急性脳梗塞（当該疾病の症状の発症時刻が明らかでない場合に限る。）	試験デザイン：第III相国際多施設共同オープンラベル無作為化臨床試験 ・主要評価項目：90日後modified Rankin Scale（mRS）0〜1の割合。副次評価項目：試験開始24時間後，7日後におけるNIH Stroke Scale値のベースライン値からの変化。試験開始90日後におけるmRSを0〜2とする臨床的改善率。試験開始90日後におけるmRSをシフト解析を用いて評価した臨床的改善率。 安全性評価項目：試験開始後24時間以内のsICH発現率。試験期間中の大出血発現率。試験期間中の全死亡。 ・対象：20歳以上の，最終未発症確認時刻から治療開始可能時刻まで4.5時間超12時間以内で発見から4.5時間以内に治療開始可能な脳梗塞患者。頭部MRI検査の拡散強調画像でASPECTS≥5かつFLAIRで初期虚血病変と考えられる明らかな高信号所見がみられず，NIHSS 5〜25。 ・治療：rt-PA（0.6mg/kg, 34.8万国際単位/kg）10%をボーラス注射	

番号	高度医療技術名	適応症	技術の概要	公表方法
			投与し，残りの90%を1時間で点滴静注投与，もしくはrt-PA静注療法を除く脳梗塞の通常治療 ・目標症例数：300例 ・登録：コンピュータプログラムを用いて中央審査方式により，rt-PA群または通常治療群のいずれかに1：1の割合で無作為に割り付け登録する。	
42	S-1内服投与，オキサリプラチン静脈内投与及びパクリタキセル腹腔内投与の併用療法	腹膜播種を伴う初発の胃がん	本試験は，腹膜播種陽性の初発胃癌症例を対象として，一次治療としてのS-1/オキサリプラチン+パクリタキセル腹腔内投与併用療法の有効性と安全性を評価することを目的とする。21日を1コースとして，基準量（80mg/m²）のS-1を14日間内服，7日間休薬し，オキサリプラチン100mg/m²を第1日目に経静脈投与，パクリタキセル40mg/m²を第1，8日目に腹腔内投与する。本療法は腫瘍進行が確認されるか，有害事象により継続困難となるか，奏効が確認され手術を決定するまで反復する。主要評価項目は1年全生存割合，副次的評価項目は奏効率，腹腔洗浄細胞診陰性化率および安全性とする。本試験には，S-1＋パクリタキセル経静脈・腹腔内併用療法（先進医療）の第Ⅲ相試験に参加中の全国20施設が参加し，登録症例数は50例を予定する。	
43	放射線照射前に大量メトトレキサート療法を行った後のテモゾロミド内服投与及び放射線治療の併用療法並びにテモゾロミド内服投与の維持療法	初発の中枢神経系原発悪性リンパ腫（病理学的見地からびまん性大細胞型B細胞リンパ腫であると確認されたものであって，原発部位が大脳，小脳又は脳幹であるものに限る。）	初発中枢神経系原発悪性リンパ腫（PCNSL）に対する照射前大量メトトレキサート療法（HD-MTX療法）+テモゾロミド（TMZ）併用放射線療法+維持TMZ療法が，標準治療である照射前大量メトトレキサート療法（HD-MTX療法）+放射線治療に対して優れていることをランダム化比較試験にて検証する。	
44	FDGを用いたポジトロン断層・コンピューター断層複合撮影による不明熱の診断	不明熱（画像検査，血液検査及び尿検査により診断が困難なものに限る。）	"38℃以上の熱が3週間以上繰り返し出現し，3日間の入院検査あるいは3回の外来検査で診断がつかない"という従来の定義から，現在の医療水準を鑑み2週間以上発熱が継続し，新たに設定した胸部腹部CT等の検査項目を施行したにも関わらず診断のつかない不明熱患者を対象にFDG-PET/CTの有用性を検討するために主要評価項もこうをFDG-PET/CT及びガリウムSPECTによる熱源部位検出感度の紗を比較する試験。予定症例数は180例である。不明熱とは，構成士官は極めて多岐にわたるため，いかに速やかに高い精度で正しい診断にたどり着けるかが診療の成否を分ける。一般的な画像診断や血液検査で診断がつかないとき，FDG-PET/CTにより全身の活動性の病変の有無を検索し，病理診断や細菌検査などで確定診断に到達することができる。	
45	FDGを用いたポジトロン断層撮影によるアルツハイマー病の診断	アルツハイマー病	ADとFTLDの診断制度向上を目的にこれらの症例を対象に1年間の経過観察後に再評価した最終的な臨床診断結果をゴールドスタンダードとして，FDG-PETの画像所見（中央読影所見および関心領域による定量解析）とCSF中のp-tau181のADとFTLDの鑑別診断における診断能感度の差を主要評価項目として検討を行う。同意取得ができたAD，FTLDの被験者に対し，臨床検査，神経心理検査，MRI検査を行い，登録可能であれば，登録後4週間以内にFDG-PET検査，CSF検査を行い，12ヵ月後に神経心理検査，MRI検査を再評価する。登録時のFDG-PETについて，臨床診断，FDG-PET以外の検査結果，臨床経過を全て盲検化した上で，視察による画像評価，定量的関心領域（ROI）解析を行う。1年間の臨床経過を考慮した最終的な臨床診断を基準診断として，FDG-PET検査の診断能とCSF中のp-tau181の診断能を比較検討して，FDG-PET検査の診断能がすでに保険収載されているCSF中のp-tau181よりも高いことを確認する。	
46	全身性エリテマトーデスに対する初回副腎皮質ホルモン治療におけるクロピドグレル硫酸塩，ピタバスタチンカルシウム及びトコフェロール酢酸エステル併用投与の大腿骨頭壊死発症抑制療法	全身性エリテマトーデス（初回の副腎皮質ホルモン治療を行っている者に係るものに限る。）	全身性エリテマトーデス患者を対象に，初回ステロイド治療開始と同時に，抗血小板薬（クロピドグレル硫酸塩），高脂血症治療剤（ピタバスタチンカルシウム），ビタミンE（トコフェロール酢酸エステル）の3剤を3ヶ月間併用投与することによる大腿骨頭壊死の発生抑制効果を検討する多施設共同単群介入試験である。主要評価項目は治療開始6ヶ月後のMRIによる両股関節の大腿骨頭壊死症発生の有無である。予定組み込み症例は150例。ヒストリカルコントロールを比較対照とし，統計学的有意差をもって大腿骨頭壊死症発生率が低下した場合，本介入が有効であると判断する。	
47	術前のTS-1内服投与，パクリタキセル静脈内及び腹腔内投	根治切除が可能な漿膜浸潤を伴う胃がん（洗浄細胞診により，がん細胞の	21日を1コースとし，TS-1は基準量（80mg/m²）を14日間内服し，7日間休薬する。パクリタキセルは第1，8日目に50mg/m²を経静脈投与，20mg/m²を腹腔内投与する。術前に3コース施行後42日以内（56日	

番号	高度医療技術名	適応症	技術の概要	公表方法
	与並びに術後のパクリタキセル静脈内及び腹腔内投与の併用療法	存在が認められないものに限る。）	間まで許容）に手術を施行する。加えて術後は21日を1コースとし，パクリタキセルを第1，8日目に50mg/m² 経静脈投与，20mg/m² 腹腔内投与を3コース施行する。	
48	NKT細胞を用いた免疫療法	肺がん（小細胞肺がんを除き，ステージがⅡA期，ⅡB期又はⅢA期であって，肉眼による観察及び病理学的見地から完全に切除されたと判断されるものに限る。）	原発性肺がんは年間死亡者数が7万人を超えて更に増加傾向であり，その大半を占める進行期症例は化学療法により治療されるものの治癒は困難である。完全切除後肺がんに用いられる補助化学療法としての抗がん剤には，シスプラチン，ビノレルビンなどが用いられ，再発死亡率を減少させることが証明されているが，それは10〜20%程度と不充分である。NKT細胞は特異的リガンドであるαガラクトシルセラミドにより活性化すると強力な抗腫瘍効果を示すと同時に，他の免疫担当細胞を活性化するアジュバント効果を示し，抗腫瘍効果を発揮する。体内NKT細胞の活性化を誘導するために，末梢血から成分採血で単核球を採取して1〜2週間培養を行い，樹状細胞を誘導する。投与前にαガラクトシルセラミドを樹状細胞に提示させ，本人の静脈内へ培養1週目と2週目に点滴投与する。投与されたαガラクトシルセラミド提示細胞が体内NKT細胞を活性化し，抗腫瘍効果を発揮する。進行期または再発非小細胞肺がん患者に対して，本治療法を開発した千葉大学において2001年以降，24例の臨床試験の報告がなされている。本試験の目的は，Ⅱ−ⅢA期非小細胞肺がん完全切除例で，術後補助化学療法後にαガラクトシルセラミドパルス樹状細胞を用いた免疫療法の有無で2群にランダム化する第Ⅱ相試験を行い，無再発生存期間を主要評価項目として，その有効性，安全性を検討し，新たな治療の選択法を開発することである。予定組み込み症例は片群28例，両群56例である。総試験期間は5年を予定している。	
49	ベペルミノゲンペルプラスミドによる血管新生療法	閉塞性動脈硬化症又はビュルガー病（血行再建術及び血管内治療が困難なものであって，フォンタン分類Ⅲ度又はⅣ度のものに限る。）	代替治療が困難な慢性動脈閉塞症（閉塞性動脈硬化症又はビュルガー病）患者に対するAMG0001の筋肉内投与の有効性及び安全性を検討するために，同患者を対象に以下の方法で治療を行い，主要評価項目を (1) Fontaine分類Ⅲ度の患者：安静時疼痛（VAS）の改善（投与前値から20mm以上減少した場合を「改善」と定義），(2) Fontaine分類Ⅳ度（潰瘍）の患者：潰瘍の改善（：投与前値から75%以下に潰瘍が縮小した場合を「改善」と定義する）とする多施設共同前向き非盲検単群試験。予定登録症例数は6例。AMG0001を日局生理食塩液で希釈し，対象肢の虚血部位に対して1部位あたり0.5mgずつ8部位（合計4.0mg）に筋肉内投与する。投与は4週間の間隔をあけて2回行う。治療期8週後において改善傾向が認められない場合には，更に3回目の投与を実施する。有効性及び安全性の評価は，AMG0001の1回目投与12週後に行う。希釈後のAMG0001の1部位あたりの投与液量は3.0mLとし，投与対象筋が小さい場合には2.0mLまで減じてよい。注射部位はエコーガイド下で虚血の状態により被験者ごとに決定する。	
50	内視鏡下手術用ロボットを用いた腹腔鏡下腎部分切除術	腎がん（長径が七センチメートル以下であって，リンパ節転移及び遠隔転移していないものに限る。）	da Vinciサージカルシステムを用いたロボット支援腹腔鏡下部分切除術の有用性を検討するため，画像診断によりcT1，cN0，cM0ステージの腎がんと判定された患者を対象に腎部分切除術を行う。主要評価項目を腎機能の温存と根治切除（切除断端陰性かつ阻血時間25分以内）とする多施設共同非盲検単群試験である（予定組み込み症例数：100例）。	
51	内視鏡下手術用ロボットを用いた腹腔鏡下胃切除術	根治切除が可能な胃がん（ステージⅠ又はⅡであって，内視鏡による検査の所見で内視鏡的胃粘膜切除術の対象とならないと判断されたものに限る。）	内視鏡手術支援ロボットの有用性を検討するために，内視鏡的切除の適応外とされた治癒切除可能胃癌（臨床病期Ⅰまたは11）を対象に内視鏡手術支援ロボット（daVinci Surgical System）による胃手術を実施。主要評価項目をClavien-'Dindo分類のGrade3以上の全合併症の有無，主な副次評価項目をClavien-Dindo分類のGrade2以上の全合併症の有無，EQ-5Dによる術後QOL，医療費，無再発生存期間，ロボット支援下胃切除術完遂の有無，開腹移行の有無，術中有害事象発生の有無とする多施設共同非盲検単群試験。予定組み込み症例は330例。本器機は実際に操作するサージョンコンソール，患者の腹腔内に挿入するロボットアームが装着されたペイシェントカート，光学器が搭載されているビジョンカートの3装置により構成される。術者はサージョンコンソールにて3-D画像下で，10〜15倍の拡大視効果を得て手術を行う。術者が操作レバーを扱い，ペイシェントカート上のロボットアームおよびエンドリストと称する手術鉗子（7度の自由度を有する関節機能付き）を遠隔操作し，繊細な手術操作を行う。	
52	腹膜偽粘液腫に対する完全減量切除術における術中のマイト	腹膜偽粘液腫（画像検査により肝転移及びリンパ節転移が認められないも	腹膜偽粘液腫の患者を対象に，CRS（右壁側腹膜切除，右半結腸切除，左壁側腹膜切除，骨盤腹膜切除，低位前方切除，子宮・付属品切除，右横隔膜下腹膜切除，肝被膜切除，胆摘，左横隔膜下腹膜切除，大網切除，	

番号	高度医療技術名	適応症	技術の概要	公表方法
	マイシンC腹腔内投与及び術後のフルオロウラシル腹腔内投与の併用療法	のであって，放射線治療を行っていないものに限る。）	脾摘，小網切除，胃切除等の組み合わせ）を行う。残存病変の大きさが2.5mm以下となった場合を完全減量切除とする。完全減量切除が達成できた症例に，MMC10mg/m²を2000～3000mLの41℃～42℃の温生食に溶解し，高温を維持したまま1時間腹腔内に還流させる（HIPEC）。HIPEC終了後閉腹する。術翌日より，腹腔内に5-FU15mg/kg/NS-1000mLを腹腔内に投与し，24時間毎に薬剤の入れ替えを行う。これを4日間連続で繰り返す。本治療法終了後は，5年間経過観察を行い，5年生存割合を主要エンドポイントとする，その他，無再発生存期間，無病生存期間，全生存期間を推定する。安全性はプロトコール治療終了後30日後まで，有害事象の収集を行い，CTCAEv3.0に従ってGrade判定を行う。	
53	11C標識メチオニンを用いたポジトロン断層撮影による再発の診断	頭頸部腫瘍（原発性若しくは転移性脳腫瘍（放射線治療を実施した日から起算して半年以上経過した患者に係るものに限る。）又は上咽頭，頭蓋骨その他脳に近接する臓器に発生する腫瘍（放射線治療を実施した日から起算して半年以上経過した患者に係るものに限る。）であり，かつ，再発が疑われるものに限る。）	メチオニン合成装置（CT-MET100）を用い製造した炭素11標識メチオニンを用いたPET検査が，先行する医薬品であるフッ素18標識FDGを用いたPETと比較し有用性が高いことを検討するために，原発性および転移性脳腫瘍もしくは隣接臓器の腫瘍に対する放射線治療後半年以上経過した後に生じた放射線治療後の再発が疑われる患者でCT・MRIでは十分な診断情報が得られない患者を対象として，両画像の感度を比較する多施設一部盲検単群試験。予定組み込み症例は99例。試験期間：先進医療承認～平成28年10月31日。病理診断は第3者による中央読影とし，画像診断は第3者撮影期間による部分盲検化を行う。また，病理組織を採取しない内科的治療が選択された患者に対しては早期に外科的・放射線的治療が追加された場合がないかどうかを追跡調査し検討する。	
54	術前のS-1内服投与，シスプラチン静脈内投与及びトラスツズマブ静脈内投与の併用療法	切除が可能な高度リンパ節転移を伴う胃がん（HER2が陽性のものに限る。）	HER2過剰発現が確認された高度リンパ節転移を有する胃癌に対するトラスツズマブ併用術前化学療法（S-1＋CDDP＋トラスツズマブ併用療法）が，術前化学療法（S-1＋CDDP併用療法）に対してprimary endpointである全生存期間において有意に上回るかどうかを判断する。	
55	上肢カッティングガイド及び上肢カスタムメイドプレートを用いた上肢骨変形矯正術	骨端線障害若しくは先天奇形に起因する上肢骨（長管骨に限る。以下この号において同じ。）の変形又は上肢骨の変形治癒骨折（一上肢に二以上の骨変形を有する者に係るものを除く。）	外傷による骨折変形癒合や骨端線障害，先天奇形などにより上肢骨が変形すると機能障害（関節可動域障害，不安定性，疼痛など）を生じ，日常生活動作が障害される。機能再建には，解剖学的に正確な矯正が必須であるが，従来の矯正骨切術では矯正が不完全で機能障害が遺残することが高頻度に起こる。これに対して我々は，CTデータを用いて矯正手術をシミュレーションする方法と，シミュレーションを実際の手術で正確に実施するためのカスタムメイド手術ガイドとカスタムメイド骨接合プレートを開発した。カスタムメイド手術ガイドを骨の該当部分に設置してスリットやドリル孔どおりに骨切・ドリリングを行い，カスタムメイド骨接合プレートとネジで骨を固定するだけで，極めて正確な三次元的矯正が可能となる。そこで，上肢骨の変形を有する患者16名を対象に，術後52週における単純X線画像計測値から計算される術後遺残する最大変形角を主要評価項目とする臨床研究を計画した。	

（厚生労働省ホームページより転載）

3 先進医療を実施している医療機関一覧

先進医療の各技術の概要

第2項先進医療技術〔先進医療A〕59種類，866件　○平成27年1月1日現在

番号	先進医療技術名	都道府県	実施している医療機関の名称
1	高周波切除器を用いた子宮腺筋症核出術	茨城県	独立行政法人　国立病院機構　霞ヶ浦医療センター
2 ※	凍結保存同種組織を用いた外科治療	東京都	東京大学医学部附属病院
		大阪府	独立行政法人国立循環器病研究センター
3	悪性高熱症診断法（スキンファイバー法）	広島県	広島大学病院
		埼玉県	埼玉医科大学病院
4	先天性血液凝固異常症の遺伝子診断	富山県	富山大学附属病院
		三重県	三重大学医学部附属病院
		兵庫県	神戸大学医学部附属病院
5	三次元形状解析による体表の形態的診断	愛知県	藤田保健衛生大学病院
		大阪府	大阪市立総合医療センター
6	陽子線治療	千葉県	国立がん研究センター東病院
		兵庫県	兵庫県立粒子線医療センター
		静岡県	静岡県立静岡がんセンター
		茨城県	筑波大学附属病院
		福島県	財団法人脳神経疾患研究所附属南東北がん陽子線治療センター
		鹿児島県	財団法人メディポリス医学研究財団がん粒子線治療研究センター
		福井県	福井県立病院
		愛知県	名古屋市立西部医療センター
		北海道	北海道大学病院
		長野県	社会医療法人財団慈泉会　相澤病院
7	成長障害の遺伝子診断	兵庫県	神戸大学医学部附属病院
8	経頸静脈肝内門脈大循環短絡術	石川県	金沢大学附属病院
		東京都	日本医科大学附属病院
		大阪府	大阪市立大学医学部附属病院
		東京都	昭和大学病院
		千葉県	千葉大学医学部附属病院
9 ※	骨髄細胞移植による血管新生療法	福岡県	久留米大学病院
		―	―
		東京都	日本医科大学附属病院
		山口県	山口大学医学部附属病院
		新潟県	新潟大学医歯学総合病院
		大阪府	大阪市立大学医学部附属病院
		長野県	信州大学医学部附属病院
		京都府	京都府立医科大学附属病院

番号	先進医療技術名	都道府県	実施している医療機関の名称
		大阪府	独立行政法人国立循環器病研究センター
		奈良県	奈良県立医科大学附属病院
		熊本県	独立行政法人国立病院機構熊本医療センター
		高知県	高知大学医学部附属病院
		千葉県	独立行政法人国立病院機構千葉東病院
		−	−
		広島県	広島大学病院
		神奈川県	横浜市立大学附属病院
		愛知県	名古屋大学医学部附属病院
10	神経変性疾患の遺伝子診断	群馬県	群馬大学医学部附属病院
		長野県	信州大学医学部附属病院
		山形県	山形大学医学部附属病院
		熊本県	熊本大学医学部附属病院
		千葉県	千葉大学医学部附属病院
		静岡県	浜松医科大学医学部附属病院
11	重粒子線治療	千葉県	独立行政法人放射線医学総合研究所・重粒子医科学センター病院
		兵庫県	兵庫県立粒子線医療センター
		群馬県	群馬大学医学部附属病院
		佐賀県	九州国際重粒子線がん治療センター
12	硬膜外腔内視鏡による難治性腰下肢痛の治療	栃木県	自治医科大学附属病院
		東京都	東京大学医学部附属病院
		東京都	順天堂大学医学部附属順天堂医院
		大阪府	大阪大学医学部附属病院
		宮城県	仙台ペインクリニック
		大分県	大分大学医学部附属病院
		北海道	旭川医科大学病院
		佐賀県	佐賀大学医学部附属病院
		東京都	JR東京総合病院
		京都府	京都府立医科大学附属病院
		群馬県	群馬大学医学部附属病院
		岡山県	岡山大学病院
		長崎県	長崎大学病院
13	重症BCG副反応症例における遺伝子診断	福岡県	九州大学病院
14 ※	自家液体窒素処理骨移植	石川県	金沢大学附属病院
		−	−
		東京都	順天堂大学医学部附属順天堂医院
		沖縄県	琉球大学医学部附属病院
		大分県	大分大学医学部附属病院
15	マントル細胞リンパ腫の遺伝子検査	群馬県	群馬大学医学部附属病院
16	抗悪性腫瘍剤治療における薬剤耐性遺伝子検査	香川県	香川大学医学部附属病院
		宮崎県	宮崎大学医学部附属病院
		宮城県	宮城県立がんセンター
		愛知県	名古屋大学医学部附属病院
		大分県	大分大学医学部附属病院
		兵庫県	神戸大学医学部附属病院
		福井県	福井大学医学部附属病院
		千葉県	千葉県がんセンター

番号	先進医療技術名	都道府県	実施している医療機関の名称
		東京都	慶應義塾大学病院
		東京都	東京大学医学部附属病院
		沖縄県	琉球大学医学部附属病院
17	家族性アルツハイマー病の遺伝子診断	兵庫県	神戸大学医学部附属病院
18	腹腔鏡下膀胱尿管逆流防止術	京都府	京都府立医科大学附属病院
		愛知県	名古屋市立大学病院
19	泌尿生殖器腫瘍後腹膜リンパ節転移に対する腹腔鏡下リンパ節郭清術	宮城県	東北大学病院
		愛知県	名古屋大学医学部附属病院
		岡山県	川崎医科大学附属病院
		東京都	杏林大学医学部付属病院
		大阪府	大阪医科大学附属病院
		京都府	京都府立医科大学附属病院
		大阪府	地方独立行政法人大阪府立病院機構大阪府立成人病センター
20 ※	末梢血幹細胞による血管再生治療	北海道	特定医療法人北楡会札幌北楡病院
		千葉県	独立行政法人国立病院機構千葉東病院
		東京都	東京医科歯科大学医学部附属病院
		東京都	国家公務員共済組合連合会虎の門病院
		神奈川県	横浜市立大学附属病院
		岡山県	川崎医科大学附属病院
		茨城県	筑波大学附属病院
		沖縄県	琉球大学医学部附属病院
		北海道	札幌東徳洲会病院
21 ※	末梢血単核球移植による血管再生治療	千葉県	千葉大学医学部附属病院
		－	－
		東京都	地方独立行政法人東京都健康長寿医療センター
		大阪府	大阪市立大学医学部附属病院
		京都府	京都府立医科大学附属病院
		神奈川県	北里研究所北里大学病院
		東京都	東京慈恵会医科大学附属病院
		大阪府	独立行政法人国立循環器病研究センター
		宮崎県	宮崎大学医学部附属病院
		栃木県	獨協医科大学病院
		埼玉県	埼玉医科大学国際医療センター
		三重県	三重大学医学部附属病院
22	CYP2C19遺伝子多型検査に基づくテーラーメイドのヘリコバクター・ピロリ除菌療法	静岡県	浜松医科大学医学部附属病院
		三重県	三重大学医学部附属病院
		福井県	福井大学医学部附属病院
23 ※	非生体ドナーから採取された同種骨・靱帯組織の凍結保存	神奈川県	北里研究所北里大学病院
		愛知県	医療法人蜂友会はちや整形外科病院
24	定量的CTを用いた有限要素法による骨強度予測評価	東京都	東京大学医学部附属病院
		宮城県	東北大学病院
		千葉県	化学療法研究所附属病院
		愛知県	独立行政法人国立長寿医療研究センター
		神奈川県	横浜市立大学附属病院
		岡山県	川崎医科大学附属病院
		神奈川県	関東労災病院

番号	先進医療技術名	都道府県	実施している医療機関の名称
25	歯周外科治療におけるバイオ・リジェネレーション法	東京都	東京医科歯科大学歯学部附属病院
		北海道	北海道医療大学歯科内科クリニック
		新潟県	新潟大学医歯学総合病院
		鹿児島県	鹿児島大学病院
		東京都	日本大学歯学部附属歯科病院
		福岡県	九州歯科大学附属病院
		千葉県	東京歯科大学千葉病院
		千葉県	日本大学松戸歯学部付属病院
		神奈川県	鶴見大学歯学部附属病院
		大阪府	大阪歯科大学附属病院
		熊本県	伊東歯科口腔病院
		岐阜県	朝日大学歯学部附属病院
		東京都	東京歯科大学水道橋病院
		東京都	昭和大学歯科病院
		宮城県	東北大学病院
		福岡県	九州大学病院
		長崎県	長崎大学病院
		東京都	慶應義塾大学病院
		北海道	北海道医療大学病院
26 ※	樹状細胞及び腫瘍抗原ペプチドを用いたがんワクチン療法	大分県	九州大学病院別府先進医療センター
		滋賀県	滋賀医科大学医学部附属病院
		東京都	東京女子医科大学病院
		福島県	福島県立医科大学附属病院
		―	―
		長野県	信州大学医学部附属病院
27 ※	自己腫瘍・組織を用いた活性化自己リンパ球移入療法	愛知県	愛知医科大学病院
		東京都	北里大学北里研究所病院
28 ※	自己腫瘍・組織及び樹状細胞を用いた活性化自己リンパ球移入療法	山口県	山口大学医学部附属病院
		岡山県	川崎医科大学附属病院
29	EBウイルス感染症迅速診断（リアルタイムPCR法）	熊本県	熊本大学医学部附属病院
		三重県	三重大学医学部附属病院
		愛知県	名古屋大学医学部附属病院
		静岡県	浜松医科大学医学部附属病院
		茨城県	筑波大学附属病院
		東京都	国立成育医療研究センター
30	多焦点眼内レンズを用いた水晶体再建術	岡山県	中平眼科クリニック
		東京都	東京歯科大学水道橋病院
		福岡県	林眼科病院
		大阪府	医療法人聖明会坪井眼科
		京都府	バプテスト眼科クリニック
		大阪府	医療法人コスモス会フジモト眼科
		神奈川県	安藤眼科医院小田原クリニック
		東京都	医療法人社団創樹会大木眼科
		東京都	慶應義塾大学病院
		大阪府	医療法人ハマダ眼科
		新潟県	山口眼科医院
		東京都	医療法人社団達洋会杉田眼科

番号	先進医療技術名	都道府県	実施している医療機関の名称
		大阪府	柴眼科医院
		徳島県	医療法人藤田眼科
		兵庫県	医療法人社団秀明会遠谷眼科
		愛知県	医療法人セントラルアイクリニック
		神奈川県	スカイビル眼科医院
		神奈川県	深作眼科内科リハビリ科横浜西口楠町本院
		茨城県	高田眼科
		埼玉県	医療法人社団豊栄会さだまつ眼科クリニック
		東京都	医療法人社団済安堂井上眼科病院
		宮崎県	宮田眼科病院
		北海道	医療法人社団江山会江口眼科病院
		福島県	医療法人明信会今泉西病院
		富山県	小沢眼科医院
		千葉県	医療法人社団三敬会忍足眼科医院
		香川県	医療法人社団明圭会まなべ眼科クリニック
		愛知県	名古屋アイクリニック
		北海道	医療法人社団誠心会誠心眼科病院
		岡山県	医療法人眼科康誠会岡山南眼科
		秋田県	小林眼科医院
		香川県	医療法人社団聖モニカ会聖母眼科医院
		福島県	医療法人明信会今泉眼科病院
		東京都	二本松眼科病院
		福岡県	医療法人岡眼科クリニック
		東京都	医療法人社団誠雪会等々力眼科
		静岡県	杉浦眼科
		北海道	医療法人社団大橋眼科
		岡山県	医療法人鶴馬会高須眼科
		宮崎県	医療法人財団シロアム会新城眼科医院
		富山県	片山眼科医院
		神奈川県	国家公務員共済組合連合会横浜南共済病院
		埼玉県	さけみ眼科
		愛知県	医療法人社団同潤会眼科杉田病院
		和歌山県	医療法人涼悠会トメモリ眼科・形成外科
		広島県	医療法人社団越智眼科
		静岡県	焼津こがわ眼科
		石川県	医療法人社団若林眼科わかばやし眼科クリニック
		愛媛県	医療法人幸友会岡本眼科クリニック
		神奈川県	大塚眼科クリニック
		茨城県	筑波大学附属病院
		広島県	医療法人社団ひかり会木村眼科内科病院
		宮崎県	医療法人社団星井眼科医院
		東京都	吉野眼科クリニック
		愛知県	富田眼科クリニック
		福岡県	医療法人朔夏会さっか眼科医院
		茨城県	松本眼科
		東京都	三田眼科クリニック
		三重県	三重県厚生農業協同組合連合会菰野厚生病院

番号	先進医療技術名	都道府県	実施している医療機関の名称
		京都府	医療法人千照会千原眼科医院
		東京都	社会福祉法人三井記念病院
		静岡県	小野眼科クリニック
		兵庫県	先端医療センター
		埼玉県	医療法人社団聖凌会中村眼科
		高知県	医療法人葵田内眼科
		沖縄県	三愛眼科
		宮城県	医療法人桑友会佐藤裕也眼科医院
		岩手県	医療法人小笠原眼科クリニック
		愛知県	医療法人明眼会西垣眼科医院
		神奈川県	医療法人松鵠会みたに眼科クリニック
		福岡県	医療法人松井医仁会大島眼科病院
		群馬県	いその眼科
		宮城県	タカジン眼科
		東京都	たなし中村眼科クリニック
		佐賀県	谷口眼科
		東京都	東京慈恵会医科大学附属病院
		岡山県	財団法人操風会高畠眼科医院
		茨城県	医療法人小沢眼科内科病院
		神奈川県	医療法人社団三穂会満尾医院
		東京都	医療法人泰晴会あおば眼科クリニック
		広島県	みやた眼科
		愛知県	(医) 湘山会眼科三宅病院
		埼玉県	医療法人社団優美会川口あおぞら眼科
		東京都	医療法人社団瞳好会京王八王子松本眼科
		埼玉県	大宮七里眼科
		滋賀県	医療法人弘鳳会おぐり眼科クリニック
		岩手県	社団医療法人ひとみ会花巻中央眼科
		兵庫県	医療法人三栄会ツカザキ病院
		茨城県	医療法人社団雄々会中村眼科医院
		福島県	財団法人脳神経疾患研究所附属南東北眼科クリニック
		愛知県	医療法人安間眼科
		栃木県	獨協医科大学病院
		神奈川県	稲村眼科クリニック
		静岡県	医療法人社団海仁海谷眼科
		神奈川県	北里研究所北里大学病院
		東京都	日本医科大学付属病院
		兵庫県	眼科中橋クリニック
		大阪府	小林眼科
		佐賀県	医療法人美川眼科医院
		東京都	医療法人社団スモールサクセスこなり眼科
		東京都	石井眼科医院
		千葉県	医療法人社団柏眼科クリニック
		大阪府	大阪船員保険病院
		熊本県	日隈眼科医院
		鹿児島県	医療法人高倉眼科
		愛知県	社会保険中京病院

番号	先進医療技術名	都道府県	実施している医療機関の名称
		兵庫県	三菱神戸病院
		茨城県	医療法人赤津眼科
		富山県	真生会富山病院
		神奈川県	横浜市立大学附属病院
		神奈川県	大船田園眼科
		神奈川県	医療法人社団律心会辻眼科クリニック
		広島県	小浦眼科
		愛知県	医療法人豊潤会松浦眼科医院
		神奈川県	おおたけ眼科つきみ野医院
		愛知県	ひらばり眼科
		神奈川県	医療法人若草会横須賀中央眼科
		東京都	清水眼科
		埼玉県	医療法人社団彩鳴会やながわ眼科
		東京都	医療法人社団星英会眼科スターアイクリニック
		神奈川県	横浜市立大学附属市民総合医療センター
		神奈川県	医療法人社団久里浜眼科
		神奈川県	医療法人社団蒼風会あおと眼科
		東京都	医療法人社団南南眼科
		石川県	金沢医科大学病院
		愛知県	医療法人とつか眼科
		宮城県	大手町おおはし眼科
		兵庫県	おじま眼科クリニック
		静岡県	医療法人社団杞葉会きゅう眼科医院
		徳島県	福本眼科
		大阪府	医療法人仁志会西眼科病院
		北海道	特定医療法人徳洲会札幌徳洲会病院
		大阪府	大阪市立大学医学部附属病院
		神奈川県	医療法人沖縄徳洲会湘南鎌倉総合病院
		東京都	財団法人聖路加国際病院
		愛媛県	医療法人住友別子病院
		埼玉県	医療法人共愛会新越谷アイクリニック
		熊本県	医療法人優心会眼科こがクリニック
		静岡県	吉村眼科内科医院
		広島県	みはら眼科
		兵庫県	医療法人吉徳会あさぎり病院
		大阪府	医療法人創夢会むさしドリーム眼科
		長野県	医療法人おおくぼ眼科
		愛媛県	医療法人正岡眼科
		群馬県	医療法人春光会宮久保眼科
		東京都	順天堂大学医学部附属順天堂医院
		兵庫県	医療法人社団和田眼科
		兵庫県	松原眼科クリニック
		神奈川県	医療法人社団光耀会山本眼科医院
		京都府	宇治武田病院
		京都府	医療法人社団景和会大内眼科
		京都府	京都大学医学部附属病院
		愛媛県	医療法人とりかい眼科クリニック

番号	先進医療技術名	都道府県	実施している医療機関の名称
		北海道	医療法人社団ささもと眼科クリニック
		京都府	京都府立医科大学附属病院
		大阪府	山岸眼科
		栃木県	医療法人圭明会原眼科病院
		栃木県	医療法人青木眼科医院
		東京都	医療法人社団調布眼科医院
		千葉県	柿田眼科
		長野県	三村・渋木眼科医院
		福井県	福井赤十字病院
		大分県	医療法人祥成会みなと眼科クリニック
		千葉県	医療法人社団瑞光会青木眼科
		神奈川県	あんどう眼科向ヶ丘遊園クリニック
		大阪府	医療法人増進会本田眼科クリニック
		－	－
		群馬県	医療法人小林眼科クリニック城西眼科
		埼玉県	社団法人東光会戸田中央総合病院
		埼玉県	眼科龍雲堂医院
		愛媛県	医療法人みやもと眼科クリニック
		福岡県	さかもとひでひさ眼科
		熊本県	医療法人樹尚会佐藤眼科
		広島県	福島眼科クリニック
		埼玉県	社会福祉法人恩賜財団済生会支部埼玉県済生会栗橋病院
		山梨県	医療法人千野眼科医院
		兵庫県	ゆう眼科クリニック
		新潟県	石田眼科医院
		群馬県	高山眼科緑町医院
		東京都	医療法人社団愛雅会つつみ眼科クリニック
		静岡県	医療法人社団浩仁会矢田眼科医院
		東京都	医療法人社団馨風会徳島診療所
		高知県	医療法人翠祥会こまつ眼科
		茨城県	山王台病院附属眼科・内科クリニック
		埼玉県	医療法人白水会栗原眼科病院
		千葉県	医療法人社団雅凰会ほたるの眼科
		和歌山県	医療法人英悠会眼科松本クリニック
		大分県	医療法人清瞳会岡田眼科医院
		千葉県	医療法人社団暢華会安藤眼科
		神奈川県	医療法人慶恭会鎌倉小町通り眼科
		福岡県	荒川眼科医院
		長崎県	長崎大学病院
		栃木県	いばらき眼科クリニック
		大阪府	医療法人行岡医学研究所行岡病院
		大阪府	やまぐち眼科
		長野県	松田眼科
		兵庫県	医療法人社団医新会レイ眼科クリニック
		兵庫県	医療法人社団医新会新見眼科
		福井県	福井県済生会病院
		大阪府	医療法人新緑瞳会杉田眼科クリニック

番号	先進医療技術名	都道府県	実施している医療機関の名称
		大阪府	多根記念眼科病院
		愛知県	愛知医科大学病院
		北海道	医療法人社団明治眼科医院
		兵庫県	医療法人社団えの眼科クリニック
		宮城県	医療法人社団古川中央眼科
		愛媛県	愛媛大学医学部附属病院
		愛知県	岡崎南上地眼科クリニック
		埼玉県	生生眼科クリニック
		兵庫県	医療法人社団渡部眼科
		大阪府	医療法人原眼科医院
		静岡県	むらまつ眼科医院
		広島県	医療法人輝眸会小川眼科
		山梨県	医療法人若月会若月医院
		東京都	杏林大学医学部付属病院
		東京都	深作眼科銀座院
		和歌山県	坂ノ下眼科
		岐阜県	岐阜ほりお眼科
		福岡県	医療法人光咲会吉永眼科クリニック
		福井県	齋藤眼科
		埼玉県	川越西眼科
		福島県	伊藤眼科
		東京都	医療法人社団南青山アイクリニック南青山アイクリニック東京
		埼玉県	医療法人社団明優会宮原眼科医院
		奈良県	医療法人かない眼科クリニック
		広島県	みぞて眼科
		大分県	医療法人健眼会野田眼科
		東京都	博慈会記念総合病院
		愛知県	鍋田眼科医院
		三重県	カイバナ眼科クリニック
		青森県	たかはし眼科
		大阪府	医療法人優光会　おかもと眼科クリニック
		岐阜県	朝日大学歯学部附属病院村上記念病院
		大阪府	医療法人法星会　はい眼科
		広島県	すぎもと眼科
		山口県	ふなつ眼科防府分院かわもと眼科
		奈良県	医療法人社団誠明会永田眼科
		兵庫県	カトウ眼科
		千葉県	医療法人社団桜仁会　さくらだ眼科
		愛知県	西春眼科クリニック
		大阪府	医療法人敬生会　フジモト眼科
		兵庫県	サトウ眼科
		秋田県	なべしま眼科クリニック
		東京都	医療法人社団祥正会　高砂眼科
		北海道	帯広眼科
		兵庫県	野本眼科
		東京都	酒井眼科
		岡山県	岡眼科クリニック

番号	先進医療技術名	都道府県	実施している医療機関の名称
		大阪府	医療法人慈明会　こうやま眼科
		和歌山県	日本赤十字社　和歌山医療センター
		山口県	独立行政法人国立病院機構関門医療センター
		北海道	医療法人社団　札幌かとう眼科
		−	−
		−	−
		静岡県	順天堂大学医学部附属静岡病院
		東京都	医療法人財団　信和会　阿佐ヶ谷眼科
		京都府	医療法人社団真医会　四条烏丸眼科小室クリニック
		東京都	武蔵野タワーズゆかり眼科
		岡山県	財団法人操風会高畠西眼科
		茨城県	医療法人悠生会　おかざき眼科皮膚科
		兵庫県	おおしま眼科
		秋田県	社会医療法人明和会　中通総合病院
		神奈川県	医療法人風航会シーサイド眼科茅ヶ崎
		富山県	国立大学法人富山大学附属病院
		大阪府	医療法人南眼科
		山形県	よねざわ眼科
		東京都	東海大学八王子病院
		宮城県	石巻赤十字病院
		大阪府	一般財団法人住友病院
		大阪府	医療法人東和会第一東和会病院
		山口県	医療法人 広田眼科
		東京都	永本アイクリニック
		佐賀県	佐賀県医療センター好生館
		大阪府	くぼ眼科クリニック
		千葉県	さいとう眼科
		東京都	帝京大学医学部附属病院
		大阪府	関西医科大学附属枚方病院
		広島県	アイビー眼科
		神奈川県	だんのうえ眼科クリニック
		大阪府	みずのや眼科
		広島県	医療法人社団　河野眼科
		広島県	医療法人　くが眼科医院
		北海道	社会医療法人秀眸会大塚眼科病院
		兵庫県	フタバ眼科
		山形県	井出眼科病院
		埼玉県	こんの眼科
		千葉県	医療法人社団藤和会加藤眼科
		愛知県	眼科冨田クリニック
		大阪府	医療法人　永井眼科
		栃木県	医療法人　志明会　みどり眼科クリニック
		神奈川県	日本医科大学武蔵小杉病院
		岐阜県	医療法人社団　新成会　石田眼科
		大阪府	特定医療法人美杉会　佐藤病院
		兵庫県	ししだ眼科クリニック
		兵庫県	長田眼科

番号	先進医療技術名	都道府県	実施している医療機関の名称
		沖縄県	医療法人水晶会　安里眼科おもろまち駅前
		埼玉県	医療法人社団　東飯会　東飯能眼科
		愛知県	医療法人明峰会馬嶋眼科医院
		山口県	医療法人社団　大西眼科
		北海道	医療法人社団　芳佑会　高柳クリニック
		大阪府	松本眼科
		大阪府	社会医療法人　生長会　府中病院
		東京都	医療法人社団　時春会　えぎ眼科クリニック
		愛知県	ばん眼科
		兵庫県	伊田眼科クリニック
		山口県	山口大学医学部附属病院
		宮崎県	医療法人　慶明会　宮崎中央眼科病院
		岐阜県	医療法人　信光会　光華眼科医院
		愛知県	ほしの眼科
		山口県	ふなつ眼科
		大阪府	関西医科大学附属滝井病院
		栃木県	医療法人　雄三会　おおくぼ眼科
		神奈川県	横浜みなと眼科
		奈良県	王寺ステーション眼科
		愛知県	いりなか眼科クリニック
		愛知県	愛岐眼科
		東京都	桜新町せきぐち眼科
		兵庫県	医療法人社団　新長田眼科病院
		大阪府	大阪医科大学附属病院
		福岡県	医療法人秋桜会　福山眼科医院
		鹿児島県	医療法人奏和会　菅田眼科クリニック
		兵庫県	医療法人社団　西宮回生病院
		兵庫県	兵庫医科大学病院
		宮城県	医療法人　清宮眼科医院
		神奈川県	医療法人風航会　大和中央眼科
		福岡県	医療法人　望月眼科
		神奈川県	総合新川橋病院
		兵庫県	柴田眼科
		鹿児島県	医療法人陽山会　井後眼科
		広島県	国家公務員共済組合連合会　吉島病院
		東京都	国家公務員共済組合連合会　虎の門病院
		鳥取県	まつい眼科クリニック
		山形県	佐藤眼科医院
		福岡県	藤嶋眼科クリニック
		埼玉県	医療法人社団正祐会　かがやき眼科皮膚科クリニック
		佐賀県	医療法人圭生会　やまさき眼科
		栃木県	もりや眼科
		鹿児島県	医療法人恕心会　さめしま眼科
		岐阜県	倉知眼科
		岐阜県	松下眼科医院
		宮城県	医療法人永昇　野田眼科クリニック
		埼玉県	医療法人社団トータルアイケア　アイケアクリニック

番号	先進医療技術名	都道府県	実施している医療機関の名称
		愛知県	愛岐中央眼科
		愛知県	医療法人いさな会　中京眼科
		福岡県	新井眼科医院
		千葉県	さかもと眼科
		福岡県	岡眼科天神クリニック
		神奈川県	医療法人　戸塚駅前鈴木眼科
		奈良県	きのした眼科クリニック
		大阪府	医療法人　かみづる眼科
		秋田県	おのば眼科
		東京都	地方独立行政法人　東京都健康長寿医療センター
		兵庫県	医療法人社団　さいとう眼科
		兵庫県	落合眼科医院
		神奈川県	塚原眼科医院
		岐阜県	村瀬眼科クリニック
		岩手県	医療法人愛恵会　本町石部眼科クリニック
		兵庫県	こじま眼科
		千葉県	医療法人社団博瞳会　大木眼科クリニック
		福島県	医療法人社団明誠会　小林眼科医院
		福井県	福井大学医学部附属病院
		神奈川県	医療法人社団　ライト　クイーンズ　アイクリニック
		群馬県	下之城眼科クリニック
		埼玉県	医療法人社団　順考会　あだち眼科
		東京都	医療法人社団　慶緑会　あまきクリニック
		愛知県	浅野眼科クリニック
		宮城県	平成眼科病院
		兵庫県	伊丹中央眼科
		埼玉県	たかしまアイクリニック
		埼玉県	社会福祉法人　恩賜財団　済生会支部　埼玉県　済生会　川口総合病院
		大阪府	国家公務員共済組合連合会　大手前病院
		大阪府	はやかわ眼科
		大阪府	おおしま眼科クリニック
		滋賀県	医療法人社団新緑会　森井眼科医院
		大阪府	社会医療法人愛仁会　高槻病院
		大阪府	互恵会　大阪回生病院
		福岡県	医療法人　前原木村眼科クリニック
		岐阜県	国民健康保険　坂下病院
		福岡県	医療法人道西会　山名眼科医院
		宮崎県	稲原眼科医院
31	フェニルケトン尿症の遺伝子診断	大阪府	大阪市立大学医学部附属病院
32	培養細胞によるライソゾーム病の診断	大阪府	大阪市立大学医学部附属病院
33	培養細胞による脂肪酸代謝異常症又は有機酸代謝異常症の診断	島根県	島根大学医学部附属病院
34	RET遺伝子診断	大分県	財団法人野口記念会野口病院
		群馬県	群馬大学医学部附属病院
		東京都	財団法人癌研究会有明病院
35	角膜ジストロフィーの遺伝子解析	山口県	山口大学医学部附属病院
		京都府	京都府立医科大学附属病院

番号	先進医療技術名	都道府県	実施している医療機関の名称
36	実物大臓器立体モデルによる手術支援	東京都	東京大学医学部附属病院
		埼玉県	埼玉協同病院
		東京都	財団法人日産厚生会玉川病院
		千葉県	独立行政法人国立病院機構千葉医療センター
		東京都	東京慈恵会医科大学附属病院
		宮城県	独立行政法人国立病院機構仙台医療センター
		兵庫県	独立行政法人労働者健康福祉機構関西労災病院
		埼玉県	埼玉医科大学病院
		神奈川県	横浜市立大学附属市民総合医療センター
		佐賀県	佐賀大学医学部附属病院
		千葉県	千葉県済生会習志野病院
		新潟県	新潟大学医歯学総合病院
		千葉県	千葉大学医学部附属病院
		神奈川県	横浜市立大学附属病院
		神奈川県	北里研究所北里大学東病院
		−	−
		東京都	独立行政法人国立国際医療研究センター病院
		東京都	東京医科大学八王子医療センター
		東京都	社会福祉法人仁生社江戸川病院
		三重県	三重大学医学部附属病院
		岐阜県	岐阜市民病院
		青森県	弘前大学医学部附属病院
		岐阜県	地方独立行政法人岐阜県総合医療センター
		鳥取県	鳥取大学医学部附属病院
		大阪府	大阪府立急性期・総合医療センター
		東京都	独立行政法人国立病院機構東京医療センター
		埼玉県	医療法人明浩会西大宮病院
		千葉県	国保松戸市立病院
		群馬県	伊勢崎市民病院
		富山県	富山県済生会高岡病院
		岐阜県	岐阜大学医学部附属病院
		東京都	公益財団法人　東京都保健医療公社　多摩南部地域病院
		静岡県	静岡県立総合病院
		静岡県	国際医療福祉大学熱海病院
		愛知県	公立陶生病院
		京都府	医療法人同仁会（社団）　京都九条病院
		静岡県	浜松医療センター
		山形県	社会福祉法人恩賜財団済生会山形済生病院
		東京都	東京医科歯科大学医学部附属病院
		高知県	高知赤十字病院
		富山県	富山県済生会富山病院
		神奈川県	医療法人社団　三成会　新百合ヶ丘総合病院
		沖縄県	医療法人八重瀬会　同仁病院
		神奈川県	西横浜国際総合病院
		神奈川県	学校法人北里研究所　北里大学病院
		静岡県	医療法人社団青虎会　フジ虎ノ門整形外科病院
		京都府	医療法人　社団石鎚会　田辺中央病院

番号	先進医療技術名	都道府県	実施している医療機関の名称
		大分県	医療法人社団唱和会　明野中央病院
		愛知県	藤田保険衛生大学病院
		愛知県	独立行政法人国立病院機構　名古屋医療センター
		鹿児島県	鹿児島大学病院
		大分県	国家公務員共済組合連合会新別府病院
		富山県	富山県立中央病院
		徳島県	地方独立行政法人　徳島県鳴門病院
		神奈川県	独立行政法人　地域医療機能推進機構　横浜保土ヶ谷中央病院
		大分県	医療法人玄真堂川嶌整形外科病院
37	単純疱疹ウイルス感染症又は水痘帯状疱疹ウイルス感染迅速診断（リアルタイムPCR法）	熊本県	熊本大学医学部附属病院
		静岡県	浜松医科大学医学部附属病院
		福岡県	産業医科大学病院
		滋賀県	滋賀医科大学医学部附属病院
38	網膜芽細胞腫の遺伝子診断	東京都	国立がん研究センター中央病院
39	(1) IL28Bの遺伝子診断によるインターフェロン治療効果の予測評価 (2) （他の保険医療機関に対して検体の採取以外の業務を委託して実施する保険医療機関）IL28Bの遺伝子診断によるインターフェロン治療効果の予測評価 (3) （(2)に規定する保険医療機関から検体の採取以外の業務を受託する保険医療機関）IL28Bの遺伝子診断によるインターフェロン治療効果の予測評価	愛知県	名古屋市立大学病院
		長野県	信州大学医学部附属病院
		福岡県	九州大学病院
		兵庫県	兵庫医科大学病院
		岡山県	岡山大学病院
		三重県	三重大学医学部附属病院
		静岡県	浜松医科大学医学部附属病院
		群馬県	群馬大学医学部附属病院
		大阪府	大阪市立大学医学部附属病院
		千葉県	独立行政法人国立国際医療研究センター国府台病院
		東京都	順天堂大学医学部附属順天堂医院
		栃木県	獨協医科大学病院
		福井県	福井大学医学部附属病院
		東京都	東京慈恵会医科大学附属病院
		東京都	日本医科大学付属病院
		愛知県	独立行政国立病院機構名古屋医療センター
		東京都	独立行政法人　国立国際医療研究センター病院
		愛知県	名古屋市立大学病院
		千葉県	独立行政法人国立国際医療研究センター国府台病院
40	前眼部三次元画像解析	大阪府	大阪大学医学部附属病院
		佐賀県	伊万里眼科
		佐賀県	谷口眼科
		東京都	東邦大学医療センター大森病院
		広島県	医療法人社団ひかり会木村眼科内科病院
		福岡県	林眼科病院
		茨城県	筑波大学附属病院
		千葉県	東京歯科大学市川総合病院
		東京都	東京歯科大学水道橋病院
		愛知県	医療法人社団同潤会眼科杉田病院
		京都府	京都府立医科大学附属病院
		三重県	医療法人東海眼科
		愛媛県	愛媛大学医学部附属病院
		大阪府	医療法人聖明会坪井眼科

番号	先進医療技術名	都道府県	実施している医療機関の名称
		栃木県	獨協医科大学病院
		東京都	順天堂大学医学部附属順天堂東京江東高齢者医療センター
		福岡県	医療法人岡眼科クリニック
		北海道	名寄市立総合病院
		茨城県	松本眼科
		福井県	福井大学医学部附属病院
		宮崎県	医療法人明和会宮田眼科病院
		鹿児島県	医療法人明和会鹿児島宮田眼科
		京都府	医療法人千照会千原眼科医院
		大阪府	医療法人敬生会フジモト眼科
		沖縄県	琉球大学医学部附属病院
		東京都	慶應義塾大学病院
		秋田県	医療法人高橋久志眼科医院
		茨城県	高田眼科
		東京都	東京大学医学部附属病院
		東京都	二本松眼科病院
		東京都	医療法人社団調布眼科医院
		香川県	医療法人社団明圭会まなべ眼科クリニック
		富山県	真生会富山病院
		宮城県	大手町おおはし眼科
		東京都	日本大学医学部附属板橋病院
		東京都	杏林大学医学部付属病院
		広島県	広島大学病院
		神奈川県	横浜市立大学附属市民総合医療センター
		神奈川県	医療法人社団三穂会満尾医院眼科・内科
		兵庫県	医療法人社団吉徳会あさぎり病院
		兵庫県	眼科中橋クリニック
		栃木県	医療法人アイアールエス伊野田眼科クリニック
		埼玉県	医療法人社団東光会戸田中央総合病院
		東京都	医療法人社団達洋会杉田眼科
		東京都	清水眼科
		東京都	東邦大学医療センター大橋病院
		埼玉県	社会福祉法人恩賜財団済生会支部埼玉県済生会栗橋病院
		富山県	富山大学附属病院
		神奈川県	長後えんどう眼科
		大阪府	山岸眼科
		埼玉県	大宮七里眼科
		北海道	医療法人徳洲会札幌徳洲会病院
		大阪府	大阪船員保険病院
		愛知県	社会保険中京病院
		大阪府	公益財団法人日本生命済生会付属日生病院
		岐阜県	岐阜赤十字病院
		神奈川県	深作眼科内科リハビリ科横浜西口楠町本院
		北海道	医療法人社団　大橋眼科
		新潟県	医療法人信眼会　長岡眼科医院
		兵庫県	おじま眼科クリニック
		埼玉県	医療法人社団　豊栄会　さだまつ眼科クリニック

番号	先進医療技術名	都道府県	実施している医療機関の名称
		鳥取県	鳥取大学医学部附属病院
		千葉県	総合病院国保旭中央病院
		徳島県	医療法人　藤田眼科
		静岡県	医療法人社団　橘桜会　さくら眼科
		神奈川県	だんのうえ眼科クリニック
		広島県	みやた眼科
		宮城県	医療法人　桑友会　佐藤裕也眼科医院
		東京都	聖路加国際病院
		神奈川県	神奈川北央医療生活協同組合さがみ生協病院
		広島県	医療法人　庄原眼科病院
		大阪府	一般財団法人　大阪府警察協会　大阪警察病院
		滋賀県	滋賀医科大学医学部附属病院
		東京都	藤田眼科
		愛知県	藤田保健衛生大学病院
		岡山県	医療法人博温会　川島眼科
		愛知県	医療法人　安間眼科
		千葉県	柿田眼科
		兵庫県	神戸大学医学部附属病院
		―	―
		北海道	医療法人社団江山会　江口眼科病院
		福岡県	岡眼科天神クリニック
		大阪府	独立行政法人　地域医療機能推進機構　大阪病院
		兵庫県	落合眼科医院
		熊本県	熊本大学医学部附属病院
		東京都	医療法人社団　南青山アイクリニック
		福島県	一般財団法人　脳神経疾患研究所　附属　南東北眼科クリニック
41	有床義歯補綴治療における総合的咬合・咀嚼機能検査	東京都	日本歯科大学歯学部附属病院
		宮城県	東北大学病院
		埼玉県	明海大学歯学部付属明海大学病院
		大阪府	大阪歯科大学附属病院
		新潟県	新潟大学医歯学総合病院
		長崎県	国立大学法人　長崎大学病院
		大阪府	大阪大学歯学部附属病院
42	(1) 急性リンパ性白血病細胞の免疫遺伝子再構成を利用した定量的PCR法による骨髄微小残存病変（MRD）量の測定	愛知県	愛知医科大学病院
	(2) (他の保険医療機関に対して検体の採取以外の業務を委託して実施する保険医療機関) 急性リンパ性白血病細胞の免疫遺伝子再構成を利用した定量的PCR法による骨髄微小残存病変（MRD）量の測定	愛知県	独立行政法人国立病院機構名古屋医療センター
		山形県	山形大学医学部附属病院
		富山県	富山大学附属病院
		東京都	東京医科歯科大学医学部附属病院
		東京都	独立行政法人国立国際医療研究センター病院
		大阪府	公益財団法人田附興風会医学研究所北野病院
		大阪府	大阪医科大学附属病院
		宮崎県	宮崎大学医学部附属病院
		静岡県	浜松医科大学医学部附属病院
		新潟県	新潟県立がんセンター新潟病院
		鳥取県	鳥取大学医学部附属病院

番号	先進医療技術名	都道府県	実施している医療機関の名称
		大阪府	松下記念病院
		神奈川県	地方独立行政法人神奈川県立病院機構神奈川県立こども医療センター
		東京都	東邦大学医療センター大森病院
		高知県	高知県・高知市病院企業団立高知医療センター
		広島県	広島赤十字・原爆病院
		秋田県	社会医療法人明和会　中通総合病院
		兵庫県	兵庫県立こども病院
		東京都	東京都立小児総合医療センター
		群馬県	群馬県立小児医療センター
		青森県	弘前大学医学部附属病院
		大阪府	大阪市立大学医学部附属病院
		神奈川県	公立大学法人　横浜市立大学附属病院
		福井県	福井大学医学部附属病院
		神奈川県	東海大学医学部付属病院
		福島県	公立大学法人福島県立医科大学附属病院
		鹿児島県	鹿児島大学病院
		栃木県	獨協医科大学病院
		岩手県	岩手県立中部病院
		北海道	札幌医科大学附属病院
		東京都	帝京大学医学部附属病院
		愛知県	豊橋市民病院
		千葉県	千葉大学医学部附属病院
		福岡県	国家公務員共済組合連合会　浜の町病院
		滋賀県	滋賀医科大学医学部附属病院
		兵庫県	神戸大学医学部附属病院
		広島県	広島大学病院
		宮城県	東北大学病院
		千葉県	千葉県こども病院
		東京都	東京大学医学部附属病院
		兵庫県	兵庫県立塚口病院
		三重県	国立大学法人　三重大学医学部附属病院
		山口県	山口大学医学部附属病院
		京都府	京都府立医科大学附属病院
	(3)（(2)に規定する保険医療機関から検体の採取以外の業務を受託する保険医療機関）急性リンパ性白血病細胞の免疫遺伝子再構成を利用した定量的PCR法による骨髄微小残存病変（MRD）量の測定	愛知県	愛知医科大学病院
		愛知県	独立行政法人　国立病院機構　名古屋医療センター
43	最小侵襲椎体椎間板掻爬洗浄術	北海道	北海道大学病院
44 ※	短腸症候群又は不可逆的な機能性小腸不全に対する脳死ドナーからの小腸移植	宮城県	東北大学病院
		京都府	京都大学医学部附属病院
45 ※	多血小板血漿を用いた難治性皮膚潰瘍の治療	神奈川県	聖マリアンナ医科大学病院
		千葉県	医療法人財団松圓会東葛クリニック病院
		石川県	金沢医科大学病院
		東京都	聖路加国際病院
46 ※	短腸症候群又は不可逆的な機能性小腸不全に対する生体ドナーからの小腸部分移植	宮城県	東北大学病院

番号	先進医療技術名	都道府県	実施している医療機関の名称
47 ※	自家嗅粘膜移植による脊髄再生治療	大阪府	大阪大学医学部附属病院
48	腹腔鏡下仙骨腟固定術	東京都	日本医科大学付属病院
		岡山県	倉敷成人病センター
		大阪府	公益財団法人日本生命済生会　付属日生病院
		東京都	東京大学医学部附属病院
		岐阜県	岐阜市民病院
49	硬膜外自家血注入療法	新潟県	新潟市民病院
		東京都	日本医科大学付属病院
		愛知県	社会保険中京病院
		兵庫県	医療法人明仁会明舞中央病院
		広島県	独立行政法人国立病院機構福山医療センター
		北海道	医療法人社団函館脳神経外科病院
		東京都	医療法人順和会山王病院
		静岡県	国際医療福祉大学熱海病院
		愛知県	名古屋市立大学病院
		岡山県	川崎医科大学附属病院
		長崎県	日本赤十字社長崎原爆病院
		宮城県	独立行政法人国立病院機構仙台医療センター
		奈良県	奈良県立医科大学付属病院
		和歌山県	角谷整形外科病院
		熊本県	荒尾市民病院
		静岡県	総合病院聖隷三方原病院
		大分県	大分県立病院
		静岡県	浜松医療センター
		沖縄県	琉球大学医学部附属病院
		福井県	福井県済生会病院
		北海道	札幌医科大学附属病院
		群馬県	前橋赤十字病院
		沖縄県	医療法人豊誠会　牧港クリニック
		山形県	山形県立中央病院
		埼玉県	深谷赤十字病院
		栃木県	独立行政法人国立病院機構　栃木医療センター
		北海道	医療法人一仁会　南札幌脳神経外科
		東京都	独立行政法人国立病院機構災害医療センター
		宮崎県	宮崎大学医学部附属病院
		神奈川県	学校法人北里研究所　北里大学病院
		富山県	国立大学法人富山大学附属病院
		島根県	松江市立病院
		石川県	金沢医科大学病院
		熊本県	熊本機能病院
		北海道	医療法人明日佳　札幌宮の沢脳神経外科病院
		福岡県	福岡新水巻病院
		福岡県	産業医科大学病院
		神奈川県	公立大学法人　横浜市立大学附属病院
		香川県	香川県立中央病院
		福島県	一般財団法人脳神経疾患研究所　附属総合南東北病院

番号	先進医療技術名	都道府県	実施している医療機関の名称
50 ※	食堂アカラシア等に対する経口内視鏡的筋層切開術	静岡県	焼津市立総合病院
		愛知県	愛知医科大学病院
		山梨県	山梨大学医学部附属病院
		愛知県	豊橋市民病院
		神奈川県	昭和大学横浜市北部病院
		福岡県	福岡大学病院
		長崎県	長崎大学病院
		大分県	大分大学医学部附属病院
		東京都	昭和大学江東豊洲病院
		新潟県	新潟大学医歯学総合病院
51	MEN1 遺伝子診断	大分県	財団法人野口記念会　野口病院
52	金属代替材料としてグラスファイバーで補強された高強度のコンポジットを用いたニユニットブリッジ治療	東京都	日本歯科大学附属病院
		徳島県	徳島大学病院
		大阪府	大阪歯科大学附属病院
53	ウイルスに起因する難治性の眼感染疾患に対する迅速診断（PCR 法）	東京都	東京医科歯科大学医学部附属病院
54	細菌又は真菌に起因する難治性の眼感染疾患に対する迅速診断（PCR 法）	東京都	東京医科歯科大学医学部附属病院
55	内視鏡下甲状腺悪性腫瘍手術	東京都	日本医科大学付属病院
		鹿児島県	鹿児島大学病院
		大阪府	大阪警察病院
		茨城県	筑波大学附属病院
56	内視鏡下頸部良性腫瘍摘出術	東京都	日本医科大学付属病院
		岩手県	岩手医科大学附属病院
		鹿児島県	鹿児島大学病院
		東京都	学校法人国際医療福祉大学　国際医療福祉大学三田病院
		東京都	国家公務員共済組合連合会　虎の門病院
		大阪府	大阪警察病院
		茨城県	筑波大学附属病院
		福島県	公立大学法人　福島県立医科大学附属病院
57	FOLFOX6 単独療法における血中 5-FU 濃度モニタリング情報を用いた 5-FU 投与量の決定	新潟県	医療法人社団健進会　新津医療センター病院
58	Verigene システムを用いた敗血症の早期診断	東京都	独立行政法人　国立国際医療研究センター病院

（医療機関名は適用年月日順）

※・暫定的に先進医療 A として実施する技術。ただし，平成 28 年 3 月 31 日までを先進医療 B への移行期間とする。
・実施医療機関は，上記移行期間内に先進医療 B として改めて申請する。なお，試験実施計画等の科学的評価が終了した場合，先進医療 A から削除とする。
・上記移行期間内に試験実施計画等の科学的評価が終了しなかった場合，平成 28 年 4 月 1 日をもって先進医療から削除とする。

第 3 項先進医療技術〔先進医療 B〕47 種類，540 件　○平成 27 年 1 月 1 日現在

番号	先進医療技術名	都道府県	実施している医療機関の名称
1	削除	―	―
2	削除	―	―
3	削除	―	―
4	ラジオ波焼灼システムを用いた腹腔鏡補助下肝切除術　原発性若しくは転移性肝がん又は肝良性腫瘍	岩手県	岩手医科大学附属病院
		長野県	信州大学医学部附属病院
		熊本県	熊本大学医学部附属病院

番号	先進医療技術名	都道府県	実施している医療機関の名称
		東京都	東邦大学医療センター大森病院
		愛知県	藤田保健衛生大学坂文種報徳會病院
		大阪府	大阪大学医学部附属病院
		大阪府	大阪医科大学附属病院
		群馬県	群馬大学医学部附属病院
		東京都	慶應義塾大学病院
		大分県	大分赤十字病院
		大阪府	大阪市立大学医学部附属病院
		京都府	京都大学医学部附属病院
		福岡県	九州大学病院
		東京都	東京医科歯科大学医学部附属病院
5	パクリタキセル腹腔内投与及び静脈内投与並びにS-1内服併用療法　腹膜播種又は進行性胃がん（腹水細胞診又は腹腔洗浄細胞診により遊離がん細胞を認めるものに限る。）	東京都	東京大学医学部附属病院
		新潟県	新潟県立がんセンター新潟病院
		東京都	帝京大学医学部附属病院
		大阪府	近畿大学医学部附属病院
		兵庫県	兵庫医科大学病院
		愛知県	愛知県がんセンター中央病院
		石川県	金沢大学附属病院
		鹿児島県	鹿児島大学病院
		福井県	福井大学医学部附属病院
		愛知県	名古屋大学医学部附属病院
		茨城県	茨城県立中央病院
		大阪府	地方独立行政法人大阪府立病院機構大阪府立成人病センター
		徳島県	徳島大学病院
		東京都	東京都立多摩総合医療センター
		群馬県	群馬大学医学部附属病院
		愛知県	愛知医科大学病院
		京都府	独立行政法人国立病院機構　京都医療センター
		大阪府	大阪府立急性期・総合医療センター
		東京都	独立行政法人　国立国際医療研究センター病院
		静岡県	浜松医科大学医学部附属病院
		大阪府	公益財団法人田附興風会医学研究所北野病院
		大阪府	市立堺病院
		神奈川県	労働者健康福祉機構　関東労災病院
		福岡県	国立病院機構　九州医療センター
		福岡県	国立病院機構　九州がんセンター
		東京都	東邦大学医療センター大森病院
		兵庫県	労働者健康福祉機構　関西労災病院
		大阪府	大阪警察病院
6	経カテーテル大動脈弁留置術　重度大動脈弁狭窄症（弁尖の硬化変性に起因するものに限る。）	大阪府	大阪大学医学部附属病院
7	パクリタキセル静脈内投与（一週間に一回投与するものに限る。）及びカルボプラチン腹腔内投与（三週間に一回投与するものに限る。）の併用療法　上皮性卵巣がん，卵管がん又は原発性腹膜がん	埼玉県	埼玉医科大学国際医療センター
		栃木県	自治医科大学附属病院
		新潟県	新潟県立がんセンター新潟病院
		宮城県	東北大学病院
		愛媛県	独立行政法人国立病院機構四国がんセンター

番号	先進医療技術名	都道府県	実施している医療機関の名称
		鳥取県	鳥取市立病院
		ー	ー
		埼玉県	埼玉医科大学総合医療センター
		栃木県	栃木県立がんセンター
		群馬県	群馬大学医学部附属病院
		神奈川県	横浜市立市民病院
		広島県	市立三次中央病院
		広島県	広島県厚生農業協同組合連合会廣島総合病院
		茨城県	筑波大学附属病院
		新潟県	新潟大学医歯学総合病院
		大阪府	市立貝塚病院
		大阪府	地方独立行政法人大阪府立病院機構大阪府立成人病センター
		奈良県	奈良県立医科大学附属病院
		兵庫県	神戸市立医療センター中央市民病院
		沖縄県	沖縄県立中部病院
		岩手県	岩手医科大学附属病院
		東京都	公益財団法人がん研究会有明病院
		広島県	独立行政法人国立病院機構呉医療センター
		鹿児島県	鹿児島市立病院
		長崎県	社会福祉法人恩賜財団済生会支部済生会長崎病院
		東京都	東京慈恵会医科大学附属病院
		千葉県	東京慈恵会医科大学附属柏病院
		東京都	東京慈恵会医科大学附属第三病院
		群馬県	群馬県立がんセンター
		東京都	昭和大学病院
		三重県	三重県立総合医療センター
		兵庫県	兵庫医科大学病院
		福岡県	独立行政法人国立病院機構九州医療センター
		山口県	山口大学医学部附属病院
		東京都	慶應義塾大学病院
		東京都	東京女子医科大学東医療センター
		神奈川県	東海大学医学部付属病院
		愛知県	愛知県がんセンター中央病院
		三重県	三重大学医学部附属病院
		大阪府	大阪医科大学附属病院
		大阪府	大阪大学医学部附属病院
		静岡県	静岡県立静岡がんセンター
		長野県	国立大学法人　信州大学医学部附属病院
		鳥取県	鳥取大学医学部附属病院
		福井県	福井大学医学部附属病院
		京都府	京都府立医科大学附属病院
		兵庫県	兵庫県立がんセンター
		東京都	順天堂大学医学部附属順天堂医院
		兵庫県	姫路赤十字病院
		愛媛県	愛媛大学医学部附属病院
8	パクリタキセル静脈内投与，カルボプラチン静脈内投与及びベバシズマブ静脈内投与の	埼玉県	埼玉医科大学国際医療センター
		岩手県	岩手医科大学附属病院

番号	先進医療技術名	都道府県	実施している医療機関の名称
	併用療法（これらを三週間に一回投与するものに限る。）並びにベバシズマブ静脈内投与（三週間に一回投与するものに限る。）による維持療法　再発卵巣がん，卵管がん又は原発性腹膜がん	宮城県	東北大学病院
		鳥取県	鳥取大学医学部附属病院
		広島県	独立行政法人国立病院機構呉医療センター
		愛媛県	独立行政法人国立病院機構四国がんセンター
		鹿児島県	鹿児島市立病院
		東京都	国立がん研究センター中央病院
		北海道	北海道大学病院
		東京都	東京慈恵会医科大学附属病院
		大阪府	近畿大学医学部附属病院
		広島県	広島大学病院
		新潟県	新潟大学医歯学総合病院
		東京都	慶應義塾大学病院
		静岡県	静岡県立静岡がんセンター
9	削除	—	—
10	十二種類の腫瘍抗原ペプチドによるテーラーメイドのがんワクチン療法　ホルモン不応性再燃前立腺がん（ドセタキセルの投与が困難な者であって，HLA-A24が陽性であるものに係るものに限る。）	福岡県	久留米大学病院
		青森県	弘前大学医学部附属病院
		大阪府	近畿大学医学部附属病院
		埼玉県	獨協医科大学越谷病院
11	パクリタキセル腹腔内反復投与療法　胃切除後の進行性胃がん（腹膜に転移しているもの，腹腔洗浄細胞診が陽性であるもの又はステージⅡ若しくはⅢであって肉眼型分類が3型（長径が八センチメートル以上のものに限る。）若しくは4型であるものに限る。）	愛知県	名古屋大学医学部付属病院
		福岡県	九州大学病院
		大阪府	近畿大学医学部附属病院
		神奈川県	神奈川県立がんセンター
		兵庫県	市立伊丹病院
		千葉県	千葉県がんセンター
		千葉県	東京慈恵会医科大学附属柏病院
		東京都	東京慈恵会医科大学附属病院
		群馬県	群馬大学医学部附属病院
		石川県	金沢医科大学病院
		兵庫県	兵庫県立淡路病院
		愛知県	愛知県立がんセンター中央病院
		大阪府	大阪府立急性期・総合医療センター
		山形県	山形県立中央病院
12	経胎盤的抗不整脈薬投与療法　胎児頻脈性不整脈（胎児の心拍数が毎分百八十以上で持続する心房粗動又は上室性頻拍に限る。）	大阪府	国立循環器病センター
		大阪府	大阪府立母子保健総合医療センター
		福岡県	久留米大学病院
		茨城県	筑波大学附属病院
		東京都	国立成育医療研究センター
		東京都	東邦大学医療センター大森病院
		神奈川県	神奈川県立こども医療センター
		北海道	北海道大学病院
		兵庫県	兵庫県立こども病院
13	低出力体外衝撃波治療法　虚血性心疾患（薬物療法に対して抵抗性を有するものであって，経皮的冠動脈形成術又は冠動脈バイパス手術による治療が困難なものに限る。）	宮城県	東北大学病院
		石川県	石川県立中央病院
		愛知県	藤田保健衛生大学病院
14	削除	—	—
15	重症低血糖発作を伴うインスリン依存性糖尿病に対する心停止ドナーからの膵島移植	福島県	福島県立医科大学付属病院
		宮城県	東北大学病院

番号	先進医療技術名	都道府県	実施している医療機関の名称
	重症低血糖発作を伴うインスリン依存性糖尿病	千葉県	国立病院機構千葉東病院
		京都府	京都大学医学部附属病院
		大阪府	大阪大学医学部附属病院
		福岡県	福岡大学病院
16	削除	―	―
17	術後のホルモン療法及びS-1内服投与の併用療法　原発性乳がん（エストロゲン受容体が陽性であって，HER2が陰性のものに限る。）	京都府	京都大学医学部附属病院
		北海道	JA北海道厚生連　旭川厚生病院
		大阪府	市立貝塚病院
		大阪府	医療法人英仁会大阪ブレストクリニック
		北海道	旭川医科大学病院
		北海道	NTT東日本札幌病院
		北海道	北海道大学病院
		福島県	北福島医療センター
		―	―
		千葉県	船橋市立医療センター
		埼玉県	埼玉社会保険病院
		東京都	日本大学医学部附属板橋病院
		東京都	公益財団法人がん研究会　有明病院
		神奈川県	財団法人神奈川警友会けいゆう病院
		静岡県	静岡県立総合病院
		静岡県	浜松医療センター
		愛知県	愛知県がんセンター中央病院
		岐阜県	岐阜大学医学部附属病院
		大阪府	独立行政法人国立病院機構大阪医療センター
		大阪府	地方独立行政法人大阪府立病院機構大阪府立成人病センター
		大阪府	八尾市立病院
		広島県	独立行政法人国立病院機構呉医療センター中国がんセンター
		福岡県	産業医科大学病院
		長崎県	日本赤十字社長崎原爆病院
		福島県	福島県立医科大学附属病院
		愛知県	小牧市民病院
		福島県	財団法人星総合病院
		京都府	社会福祉法人京都社会事業財団京都桂病院
		石川県	金沢医科大学病院
		群馬県	群馬大学医学部附属病院
		大阪府	地方独立行政法人堺市立病院機構市立堺病院
		兵庫県	神戸市立医療センター中央市民病院
		東京都	帝京大学帝京大学医学部附属病院
		和歌山県	日本赤十字社和歌山医療センター
		福井県	福井赤十字病院
		兵庫県	兵庫県立がんセンター
		愛知県	名古屋市立西部医療センター
		大阪府	宗教法人在日本南プレスビテリアンミッション淀川キリスト教病院
		滋賀県	滋賀医科大学医学部附属病院
		熊本県	熊本赤十字病院
		埼玉県	獨協医科大学越谷病院
		愛知県	名古屋大学医学部附属病院

番号	先進医療技術名	都道府県	実施している医療機関の名称
		東京都	聖路加国際病院
		北海道	KKR札幌医療センター
		愛知県	独立行政法人国立病院機構名古屋医療センター
		新潟県	新潟県立がんセンター新潟病院
		福岡県	社会福祉法人恩賜財団済生会支部福岡県済生会福岡総合病院
		兵庫県	独立行政法人労働者健康福祉機構関西労災病院
		茨城県	筑波大学附属病院
		栃木県	自治医科大学附属病院
		千葉県	千葉県がんセンター
		神奈川県	東海大学医学部付属病院
		山梨県	山梨大学医学部附属病院
		新潟県	新潟県立中央病院
		愛知県	名古屋市立大学病院
		大阪府	大阪市立大学医学部附属病院
		大阪府	公益財団法人田附興風会医学研究所北野病院
		大阪府	大阪赤十字病院
		大阪府	財団法人大阪府警察協会大阪警察病院
		兵庫県	医療法人社団神鋼会神鋼病院
		奈良県	大和高田市立病院
		広島県	県立広島病院
		徳島県	徳島大学病院
		福岡県	独立行政法人国立病院機構九州医療センター
		福岡県	社会保険久留米第一病院
		福岡県	医療法人にゅうわ会及川病院
		長崎県	長崎大学病院
		鹿児島県	社会医療法人博愛会相良病院
		北海道	独立行政法人国立病院機構北海道がんセンター
		北海道	社会福祉法人函館厚生院函館五稜郭病院
		宮城県	独立行政法人国立病院機構仙台医療センター
		茨城県	独立行政法人国立病院機構水戸医療センター
		千葉県	独立行政法人国立がん研究センター東病院
		東京都	東京医科歯科大学医学部附属病院
		東京都	独立行政法人国立がん研究センター中央病院
		東京都	杏林大学医学部付属病院
		東京都	国家公務員共済組合連合会虎の門病院
		東京都	東京都立駒込病院
		東京都	東京都立多摩総合医療センター
		神奈川県	横浜市立市民病院
		新潟県	新潟市民病院
		長野県	信州大学医学部附属病院
		石川県	金沢大学附属病院
		静岡県	独立行政法人労働者健康福祉機構浜松労災病院
		愛知県	藤田保健衛生大学病院
		京都府	独立行政法人国立病院機構京都医療センター
		京都府	京都第一赤十字病院
		大阪府	大阪市立総合医療センター
		兵庫県	兵庫医科大学病院

番号	先進医療技術名	都道府県	実施している医療機関の名称
		島根県	松江赤十字病院
		広島県	広島市立広島市民病院
		福岡県	独立行政法人国立病院機構九州がんセンター
		福岡県	久留米大学病院
		福岡県	北九州市立医療センター
		大阪府	独立行政法人労働者健康福祉機構　大阪労災病院
		愛媛県	独立行政法人国立病院機構　四国がんセンター
		大阪府	地方独立行政法人　りんくう総合医療センター
		埼玉県	埼玉医科大学国際医療センター
		東京都	順天堂大学医学部附属順天堂医院
		神奈川県	聖マリアンナ医科大学病院
		埼玉県	埼玉県立がんセンター
		高知県	高知大学医学部附属病院
		埼玉県	医療法人社団愛友会　上尾中央総合病院
		千葉県	東京歯科大学市川総合病院
		広島県	福山市民病院
		北海道	医療法人　東札幌病院
		山形県	山形県立中央病院
		群馬県	群馬県立がんセンター
		群馬県	独立行政法人国立病院機構　高崎総合医療センター
		埼玉県	さいたま赤十字病院
		埼玉県	川口市立医療センター
		千葉県	独立行政法人国立病院機構　千葉医療センター
		千葉県	医療法人鉄蕉会　亀田総合病院
		千葉県	東京女子医科大学附属八千代医療センター
		東京都	慶應義塾大学病院
		東京都	東京女子医科大学病院
		東京都	東京医科大学病院
		東京都	JR 東京総合病院
		東京都	東京女子医科大学東医療センター
		石川県	石川県立中央病院
		静岡県	浜松医科大学医学部附属病院
		岐阜県	大垣市民病院
		三重県	国立大学法人　三重大学医学部附属病院
		香川県	香川大学医学部附属病院
		福岡県	医療法人財団博愛会　博愛会病院
		熊本県	熊本市立熊本市民病院
		大分県	医療法人　うえお乳腺外来
		宮崎県	医療法人ブレストピア　なんば病院
		沖縄県	社会医療法人仁愛会　浦添総合病院
		宮城県	東北大学病院
		静岡県	静岡県立静岡がんセンター
		大阪府	大阪大学医学部附属病院
		大阪府	医療法人啓明会　相原病院
		東京都	国家公務員共済組合連合会　東京共済病院
		神奈川県	国家公務員共済組合連合会　平塚共済病院
		鹿児島県	鹿児島大学医学部・歯学部附属病院

番号	先進医療技術名	都道府県	実施している医療機関の名称
		福岡県	福岡大学病院
		東京都	独立行政法人　国立国際医療研究センター病院
		東京都	東京医科大学八王子医療センター
		千葉県	帝京大学ちば総合医療センター
		神奈川県	横浜市立大学附属市民総合医療センター
		愛知県	愛知県がんセンター愛知病院
		京都府	京都府立医科大学附属病院
		東京都	社会福祉法人　三井記念病院
		神奈川県	神奈川県立がんセンター
		京都府	三菱京都病院
		大阪府	大阪厚生年金病院
		大阪府	社会医療法人生長会　ベルランド総合病院
		兵庫県	姫路赤十字病院
		広島県	広島大学病院
		茨城県	東京医科大学茨城医療センター
		神奈川県	聖マリアンナ医科大学横浜市西部病院
		大阪府	関西医科大学附属枚方病院
		和歌山県	和歌山県立医科大学附属病院
		福岡県	九州大学病院
		静岡県	総合病院　聖隷浜松病院
		岩手県	岩手医科大学附属病院
		東京都	日本医科大学付属病院
		神奈川県	学校法人北里研究所　北里大学病院
18	削除	―	―
19	急性心筋梗塞に対するエポエチンベータ投与療法 急性心筋梗塞（再灌流療法の成功したものに限る。）	大阪府	大阪大学医学部附属病院
		新潟県	新潟大学医歯学総合病院
		神奈川県	昭和大学藤が丘病院
		東京都	日本医科大学付属病院
		栃木県	獨協医科大学病院
		神奈川県	独立行政法人労働者健康福祉機構関東労災病院
		東京都	公益財団法人日本心臓血圧研究振興会附属榊原記念病院
		大阪府	独立行政法人労働者健康福祉機構大阪労災病院
		大阪府	東大阪市立総合病院
		大阪府	社会福祉法人恩賜財団大阪府済生会千里病院
		福岡県	社会保険小倉記念病院
		大阪府	地方独立行政法人大阪府立病院機構大阪府立急性期総合医療センター
		東京都	昭和大学病院
		大阪府	医療法人徳洲会野崎徳洲会病院
		千葉県	社会医療法人社団木下会千葉西総合病院
		大阪府	大阪警察病院
		大阪府	独立行政法人国立病院機構大阪医療センター
		神奈川県	聖マリアンナ医科大学病院
		神奈川県	医療法人沖縄徳洲会湘南鎌倉総合病院
		岡山県	岡山大学病院
		大阪府	国立循環器病研究センター
		千葉県	千葉県救急医療センター
		新潟県	医療法人立川メディカルセンター　立川総合病院

番号	先進医療技術名	都道府県	実施している医療機関の名称
		東京都	社会福祉法人　仁生社　江戸川病院
		神奈川県	日本医科大学武蔵小杉病院
20	ボルテゾミブ静脈内投与，メルフェラン経口投与及びデキサメタゾン経口投与の併用療法　原発性ALアミロイドーシス	京都府	社会保険京都病院
		北海道	札幌医科大学附属病院
		群馬県	国立病院機構西群馬病院
		東京都	日本赤十字社医療センター
		石川県	金沢大学附属病院
		愛知県	愛知医科大学病院
		福岡県	九州大学病院
		熊本県	熊本大学医学部附属病院
		徳島県	徳島大学病院
21	培養骨髄細胞移植による骨延長術　骨系統疾患（低身長又は下肢長不等である者に係るものに限る。）	愛知県	名古屋大学医学部附属病院
22	NKT細胞を用いた免疫療法　肺がん（小細胞肺がんを除き，切除が困難な進行性のもの又は術後に再発したものであって，化学療法が行われたものに限る。）	千葉県	千葉大学医学部附属病院
23	ペメトレキセド静脈内投与及びシスプラチン静脈内投与の併用療法　肺がん（扁平上皮肺がん及び小細胞肺がんを除き，病理学的見地から完全に切除されたと判断されるものに限る。）	静岡県	静岡県立静岡がんセンター
		東京都	順天堂大学医学部附属順天堂医院
		東京都	東京都立駒込病院
		福岡県	独立行政法人国立病院機構九州がんセンター
		福岡県	独立行政法人国立病院機構九州医療センター
		熊本県	熊本大学医学部附属病院
		愛知県	名古屋第一赤十字病院
		埼玉県	埼玉医科大学国際医療センター
		愛知県	名古屋大学医学部附属病院
		大阪府	大阪市立大学医学部附属病院
		新潟県	新潟県立がんセンター新潟病院
		和歌山県	日本赤十字社和歌山医療センター
		宮城県	一般財団法人厚生会仙台厚生病院
		千葉県	独立行政法人国立がん研究センター東病院
		千葉県	千葉大学医学部附属病院
		東京都	国家公務員共済組合連合会虎の門病院
		神奈川県	神奈川県立循環器呼吸器病センター
		神奈川県	横浜市立市民病院
		大阪府	近畿大学医学部附属病院
		大阪府	大阪市立総合医療センター
		岡山県	財団法人倉敷中央病院
		山口県	独立行政法人国立病院機構山口宇部医療センター
		広島県	広島大学病院
		愛媛県	独立行政法人国立病院機構四国がんセンター
		埼玉県	埼玉県立がんセンター
		東京都	東京医科大学病院
		愛知県	国立病院機構名古屋医療センター
		京都府	京都大学医学部附属病院
		大阪府	独立行政法人国立病院機構近畿中央胸部疾患センター
		岡山県	岡山大学病院

番号	先進医療技術名	都道府県	実施している医療機関の名称
		広島県	広島市立広島市民病院
		兵庫県	神戸市立医療センター中央市民病院
		兵庫県	兵庫県立がんセンター
		大阪府	大阪府立呼吸器・アレルギー医療センター
		愛知県	愛知県がんセンター中央病院
		長崎県	長崎大学病院
		東京都	公益財団法人がん研究会　有明病院
		長野県	信州大学医学部附属病院
		福岡県	産業医科大学病院
		大阪府	公益財団法人田附興風会医学研究所　北野病院
		岡山県	川崎医科大学附属病院
		大分県	大分大学医学部附属病院
		福岡県	九州大学病院
		鳥取県	鳥取大学医学部附属病院
		東京都	帝京大学医学部附属病院
		愛知県	名古屋第二赤十字病院
		和歌山県	和歌山県立医科大学附属病院
		岐阜県	岐阜市民病院
		神奈川県	神奈川県立病院機構　神奈川県立がんセンター
24	ゾレドロン酸誘導γδT細胞を用いた免疫療法　非小細胞肺がん（従来の治療法に抵抗性を有するものに限る。）	東京都	東京大学医学部附属病院
25	削除	－	－
26	コレステロール塞栓症に対する血液浄化療法　コレステロール塞栓症	宮城県	社団法人　全国社会保険協会連合会　仙台社会保険病院
		茨城県	筑波大学附属病院
		福岡県	小倉記念病院
		三重県	三重大学医学部附属病院
		東京都	順天堂大学医学部附属順天堂医院
		富山県	富山県立中央病院
		石川県	公立松任石川中央病院
		長野県	国立大学法人　信州大学医学部附属病院
		東京都	杏林大学医学部付属病院
		島根県	島根大学医学部附属病院
		東京都	帝京大学医学部附属病院
		愛知県	藤田保健衛生大学病院
27	慢性心不全に対する和温療法　慢性心不全	鹿児島県	鹿児島大学病院
		東京都	東京大学医学部附属病院
		富山県	国立大学法人　富山大学附属病院
		福岡県	福岡大学病院
		兵庫県	兵庫医科大学病院
		東京都	東京都健康長寿医療センター
		千葉県	東邦大学医療センター佐倉病院
		福島県	公立大学法人　福島県立医科大学附属病院
		埼玉県	埼玉医科大学国際医療センター
		京都府	京都府立医科大学附属病院
		東京都	昭和大学病院
		東京都	順天堂大学医学部附属順天堂医院
		栃木県	獨協医科大学病院

番号	先進医療技術名	都道府県	実施している医療機関の名称
		東京都	北里大学　北里研究所病院
		東京都	東京女子医科大学病院
		北海道	独立行政法人国立病院機構函館病院
		埼玉県	自治医科大学附属さいたま医療センター
		東京都	公益財団法人　日本心臓血圧研究振興会附属榊原記念病院
		岡山県	岡山大学病院
28	重症心不全に対する免疫吸着療法　重症心不全（心抑制性抗心筋自己抗体が陽性であって，従来の治療法に抵抗性を有するものに限る。）	東京都	北里大学　北里研究所病院
29	自己口腔粘膜を用いた培養上皮細胞シートの移植術角膜上皮幹細胞疲弊症（二十歳以上かつ書面により同意した場合であって，移植の対象となる眼球の角膜上皮幹細胞が角膜全体にわたり疲弊し，角膜の表面全体が結膜組織で被覆されているものに限る。）	大阪府	大阪大学医学部附属病院
30	NKT細胞を用いた免疫療法　頭頸部扁平上皮がん（診断時のステージがⅣ期であって，初回治療からとして計画された一連の治療後の完全奏功の判定から八週間以内の症例（当該期間内に他の治療を実施していないものに限る。）に限る。）	千葉県	千葉大学医学部附属病院
31	食道がんの根治的治療がなされた後の難治性の良性食道狭窄に対する生分解性ステント留置術　食道がんの根治的治療がなされた後の難治性の良性食道狭窄（内視鏡による検査の所見で悪性ではないと判断され，かつ，病理学的見地から悪性ではないことが確認されたものであって，従来の治療法ではその治療に係る効果が認められないものに限る。）	千葉県	国立がん研究センター東病院
		東京都	独立行政法人国立がん研究センター中央病院
		静岡県	静岡県立静岡がんセンター
		京都府	京都大学医学部附属病院
32	C型肝炎ウイルスに起因する肝硬変に対する自己骨髄細胞投与療法　C型肝炎ウイルスに起因する肝硬変（Child-Pugh分類による点数が七点以上のものであって，従来の治療法（肝移植術を除く。）ではその治療に係る効果が認められないものに限る。）	山口県	山口大学医学部附属病院
33	自己口腔粘膜及び羊膜を用いた培養上皮細胞シートの移植術　スティーブンス・ジョンソン症候群，眼類天疱瘡又は熱・化学腐食に起因する難治性の角結膜疾患（角膜上皮幹細胞が疲弊することによる視力障害が生じているもの，角膜上皮が欠損しているもの又は結膜嚢が癒着しているものに限る。）	京都府	京都府立医科大学附属病院
		兵庫県	先端医療振興財団　先端医療センター
34	術前のホルモン療法及びゾレドロン酸投与の併用療法閉経後のホルモン感受性の乳がん（長径が五センチメートル以下であって，リンパ節転移及び遠隔転移しておらず，かつ，エストロゲン受容体が陽性であって，HER2が陰性のものに限る。）	京都府	京都大学医学部附属病院
		東京都	東京医科大学病院
		東京都	東京都立駒込病院
		愛知県	愛知県がんセンター中央病
		大阪府	独立行政法人国立病院機構　大阪医療センター
		大阪府	公益財団法人田附興風会医学研究所　北野病院
		兵庫県	医療法人社団神鋼会　神鋼病院
		福岡県	独立行政法人国立病院機構　九州がんセンター
		大阪府	関西医科大学附属枚方病院
		京都府	京都府立医科大学附属病院
35	経皮的乳がんラジオ波焼灼療法　早期乳がん（長径が一・五センチメートル以下のものに限る。）	東京都	独立行政法人国立がん研究センター中央病院
		北海道	独立行政法人国立病院機構北海道がんセンター
		群馬県	群馬県立がんセンター

番号	先進医療技術名	都道府県	実施している医療機関の名称
		千葉県	独立行政法人国立がん研究センター東病院
		千葉県	千葉県がんセンター
		岡山県	岡山大学病院
		広島県	広島市立広島市民病院
		愛媛県	独立行政法人国立病院機構四国がんセンター
36	インターフェロンα皮下投与及びジトプジン経口投与の併用療法　成人T細胞白血病リンパ腫（症候を有するくすぶり型又は予後不良因子を有さない慢性型のものに限る。）	千葉県	独立行政法人国立がん研究センター東病院
		東京都	独立行政法人国立がん研究センター中央病院
		宮城県	東北大学病院
		群馬県	国立大学法人群馬大学医学部附属病院
		愛知県	独立行政法人国立病院機構　名古屋医療センター
		愛知県	名古屋大学医学部附属病院
37	冠動脈又は末梢動脈に対するカテーテル治療におけるリーナルガードを用いた造影剤腎症の発症抑制療法　腎機能障害を有する冠動脈疾患（左室駆出率が三十パーセント以下のものを除く。）又は末梢動脈疾患	神奈川県	国家公務員共済組合連合会　横浜栄共済病院
		宮城県	一般財団法人　厚生会　仙台厚生病院
38	トレミキシンを用いた吸着式血液浄化療法　特発性肺線維症（急性増悪の場合に限る。）	東京都	日本医科大学付属病院
		神奈川県	神奈川県立循環器呼吸器病センター
39	腹腔鏡下センチネルリンパ節生検　早期胃がん	東京都	慶應義塾大学病院
40	オクトレオチド皮下注射療法　先天性高インスリン血症（生後二週以上十二月未満の患者に係るものであって、ジアゾキサイドの経口投与では、その治療に係る効果が認められないものに限る。）	大阪府	大阪市立総合医療センター
		大阪府	公益財団法人　田附興風会　医学研究所　北野病院
		島根県	島根県立中央病院
		広島県	県立広島病院
		福岡県	九州大学病院
		千葉県	千葉県こども病院
		東京都	東京女子医科大学東医療センター
		福井県	福井大学医学部附属病院
		岡山県	岡山大学病院
		北海道	北海道大学病院
		山形県	山形大学医学部附属病院
		神奈川県	聖マリアンナ医科大学病院
		新潟県	新潟市民病院
		神奈川県	横浜市立大学附属市民総合医療センター
		静岡県	静岡県立こども病院
		滋賀県	滋賀医科大学医学部附属病院
		熊本県	熊本赤十字病院
		神奈川県	神奈川県立こども医療センター
		京都府	京都大学医学部附属病院
		秋田県	秋田大学医学部附属病院
		神奈川県	東海大学医学部付属病院
41	アルテプラーゼ静脈内投与による血栓溶解療法　急性脳梗塞（当該疾病の症状の発症時刻が明らかでない場合に限る。）	大阪府	国立循環器病研究センター
42	S-1内服投与，オキサリプラチン静脈内投与及びパクリタキセル腹腔内投与の併用療法　腹膜播種を伴う初発の胃がん	東京都	東京大学医学部附属病院
		大阪府	近畿大学医学部附属病院
		鹿児島県	鹿児島大学病院
		群馬県	群馬大学医学部附属病院
		東京都	帝京大学医学部附属病院

番号	先進医療技術名	都道府県	実施している医療機関の名称
		東京都	東京都立多摩総合医療センター
		神奈川県	労働者健康福祉機構関東労災病院
		新潟県	新潟県立がんセンター新潟病院
		福井県	福井大学医学部附属病院
		愛知県	愛知県がんセンター中央病院
		大阪府	大阪府立急性期・総合医療センター
		大阪府	大阪府立成人病センター
		大阪府	市立堺病院
		大阪府	公益財団法人田附興風会医学研究所　北野病院
		兵庫県	兵庫医科大学病院
		静岡県	浜松医科大学医学部附属病院
		京都府	国立病院機構　京都医療センター
		福岡県	国立病院機構　九州医療センター
		福岡県	国立病院機構　九州がんセンター
		東京都	東邦大学医療センター大森病院
		愛知県	名古屋大学医学部附属病院
43	放射線照射前に大量メトトレキサート療法を行った後のテモゾロミド内服投与及び放射線治療の併用療法並びにテモゾロミド内服投与の維持療法　初発の中枢神経系原発悪性リンパ腫（病理学的見地からびまん性大細胞型B細胞リンパ腫であると確認されたものであって，原発部位が大脳，小脳又は脳幹であるものに限る。）	埼玉県	埼玉医科大学国際医療センター
		東京都	独立行政法人国立がん研究センター中央病院
		山形県	山形大学医学部附属病院
		東京都	杏林大学医学部付属病院
		福岡県	久留米大学病院
44	FDGを用いたポジトロン断層・コンピューター断層複合撮影による不明熱の診断　不明熱（画像検査，血液検査及び尿検査により診断が困難なものに限る。）	東京都	国立国際医療研究センター病院
45	FDGを用いたポジトロン断層撮影によるアルツハイマー病の診断　アルツハイマー病	愛知県	独立行政法人　国立長寿医療研究センター
46	全身性エリテマトーデスに対する初回副腎皮質ホルモン治療におけるクロピドグレル硫酸塩，ピタバスタチンカルシウム及びトコフェロール酢酸エステル併用投与の大腿骨頭壊死発症抑制療法　全身性エリテマトーデス（初回の副腎皮質ホルモン治療を行っている者に係るものに限る。）	福岡県	九州大学病院
		東京都	慶應義塾大学病院
47	術前のTS-1内服投与，パクリタキセル静脈内及び腹腔内投与並びに術後のパクリタキセル静脈内及び腹腔内投与の併用療法　根治切除が可能な漿膜浸潤を伴う胃がん（洗浄細胞診により，がん細胞の存在が認められないものに限る。）	大阪府	近畿大学医学部附属病院
		新潟県	新潟県立がんセンター新潟病院
48	NKT細胞を用いた免疫療法　肺がん（小細胞肺がんを除き，ステージがⅡA期，ⅡB期又はⅢA期であって，肉眼による観察及び病理学的見地から完全に切除されたと判断されるものに限る。）	愛知県	独立行政法人　国立病院機構　名古屋医療センター
49	ベペルミノゲンペルプラスミドによる血管新生療法　閉塞性動脈硬化症又はビュルガー病（血行再建術及び血管内治療が困難なものであって，フォンタン分類Ⅲ度又はⅣ度のものに限る。）	大阪府	大阪大学医学部附属病院
50	内視鏡下手術用ロボットを用いた腹腔鏡下腎部分切除術　腎がん（長径が七センチメー	兵庫県	神戸大学医学部附属病院
		青森県	弘前大学医学部附属病院

番号	先進医療技術名	都道府県	実施している医療機関の名称
	トル以下であって，リンパ節転移及び遠隔転移していないものに限る。）	東京都	聖路加国際病院
		愛知県	藤田保健衛生大学病院
		鳥取県	鳥取大学医学部附属病院
		広島県	広島大学病院
		福岡県	九州大学病院
		宮城県	東北大学病院
		愛知県	名古屋大学医学部附属病院
		岡山県	岡山大学病院
		徳島県	徳島大学病院
		秋田県	秋田大学医学部附属病院
		東京都	順天堂大学医学部附属順天堂医院
		愛知県	名古屋市立大学病院
51	内視鏡下手術用ロボットを用いた腹腔鏡下胃切除術　根治切除が可能な胃がん（ステージⅠ又はⅡであって，内視鏡による検査の所見で内視鏡的胃粘膜切除術の対象とならないと判断されたものに限る。）	愛知県	藤田保健衛生大学病院
52	腹膜偽粘液腫に対する完全減量切除術における術中のマイトマイシンC腹腔内投与及び術後のフルオロウラシル腹腔内投与の併用療法　腹膜偽粘液腫（画像検査により肝転移及びリンパ節転移が認められないものであって，放射線治療を行っていないものに限る。）	東京都	国立国際医療研究センター病院
53	11C標識メチオニンを用いたポジトロン断層撮影による再発の診断　頭頸部腫瘍（原発性若しくは転移性脳腫瘍（放射線治療を実施した日から起算して半年以上経過した患者に係るものに限る。）又は上咽頭，頭蓋骨その他脳に近接する臓器に発生する腫瘍（放射線治療を実施した日から起算して半年以上経過した患者に係るものに限る。）であり，かつ，再発が疑われるものに限る。）	北海道	北海道大学病院
54	術前のS-1内服投与，シスプラチン静脈内投与及びトラスツズマブ静脈内投与の併用療法　切除が可能な高度リンパ節転移を伴う胃がん（HER2が陽性のものに限る。）	静岡県	静岡県立静岡がんセンター
55	上肢カッティングガイド及び上肢カスタムメイドプレートを用いた上肢骨変形矯正術　骨端線障害若しくは先天奇形に起因する上肢骨（長管骨に限る。以下この号において同じ。）の変形又は上肢骨の変形治癒骨折（一上肢に二以上の骨変形を有する者に係るものを除く。）	大阪府	大阪大学医学部附属病院

（厚生労働省ホームページより転載）

本邦初、アセトアミノフェン静注液。

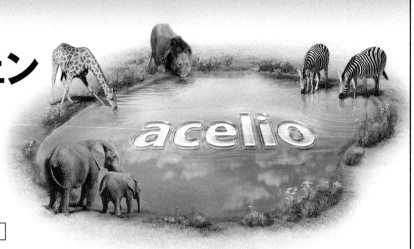

解熱鎮痛剤　薬価基準収載
アセトアミノフェン静注液

アセリオ® 静注液 1000mg
acelio® Intravenous Injection 1000mg

"疼痛領域"に可能性の花を

劇薬・処方箋医薬品　注意—医師等の処方箋により使用すること

【警告】
(1)本剤により重篤な肝障害が発現するおそれがあることに注意し,1日総量1500mgを超す高用量で長期投与する場合には,定期的に肝機能等を確認するなど慎重に投与すること(「2.重要な基本的注意(9)」の項参照).　(2)本剤とアセトアミノフェンを含む他の薬剤(一般用医薬品を含む)との併用により,アセトアミノフェンの過量投与による重篤な肝障害が発現するおそれがあることから,これらの薬剤との併用を避けること(「2.重要な基本的注意(7)」及び「8.過量投与」の項参照).

【禁忌】(次の患者には投与しないこと)
(1)重篤な肝障害のある患者[重篤な転帰をとるおそれがある.]　(2)本剤の成分に対し過敏症の既往歴のある患者　(3)消化性潰瘍のある患者[症状が悪化するおそれがある.]　(4)重篤な血液の異常のある患者[重篤な転帰をとるおそれがある.]　(5)重篤な腎障害のある患者[重篤な転帰をとるおそれがある.]　(6)重篤な心機能不全のある患者[循環系のバランスが損なわれ,心不全が増悪するおそれがある.]　(7)アスピリン喘息(非ステロイド性消炎鎮痛剤による喘息発作の誘発)又はその既往歴のある患者[アスピリン喘息の発症にプロスタグランジン合成阻害作用が関与していると考えられる.]

■**効能又は効果**　経口製剤及び坐剤の投与が困難な場合における疼痛及び発熱
〈効能又は効果に関連する使用上の注意〉経口製剤及び坐剤の投与が困難で,静注剤による緊急の治療が必要である,静注剤の投与が臨床的に妥当である場合に本剤の使用を考慮すること.経口製剤又は坐剤の投与が可能になれば速やかに投与を中止し,経口製剤又は坐剤の投与に切り替えること.
■**用法及び用量**　下記のとおり本剤を15分かけて静脈内投与すること.
〈成人における疼痛〉通常,成人にはアセトアミノフェンとして,1回300～1000mgを15分かけて静脈内投与し,投与間隔は4～6時間以上とする.なお,年齢,症状により適宜増減するが,1日総量として4000mgを限度とする.ただし,体重50kg未満の成人にはアセトアミノフェンとして,体重1kgあたり1回15mgを上限として静脈内投与し,投与間隔は4～6時間以上とする.1日総量として60mg/kgを限度とする.〈成人における発熱〉通常,成人にはアセトアミノフェンとして,1回300～500mgを15分かけて静脈内投与し,投与間隔は4～6時間以上とする.なお,年齢,症状により適宜増減するが,原則として1日2回までとし,1日最大1500mgを限度とする.〈2歳以上の幼児及び小児における疼痛及び発熱〉通常,2歳以上の幼児及び小児にはアセトアミノフェンとして,体重1kgあたり1回10～15mgを15分かけて静脈内投与し,投与間隔は4～6時間以上とする.なお,年齢,症状により適宜増減するが,1日総量として60mg/kgを限度とする.ただし,成人の用量を超えない.〈乳児及び2歳未満の幼児における疼痛及び発熱〉通常,乳児及び2歳未満の幼児にはアセトアミノフェンとして,体重1kgあたり1回7.5mgを15分かけて静脈内投与し,投与間隔は4～6時間以上とする.なお,年齢,症状により適宜増減するが,1日総量として30mg/kgを限度とする.
〈用法及び用量に関連する使用上の注意〉(1)本剤の投与に際しては,投与速度を厳守すること(本剤の有効性及び安全性は本剤を15分かけて静脈内投与した臨床試験において確認されている.【臨床成績】の項参照).なお,本剤の投与速度及び投与量により,循環動態に影響を及ぼすことが明らかに予想される患者には投与しないこと.(2)乳児,幼児及び小児の1回投与量の目安は下記のとおり.(「1.慎重投与」及び「2.重要な基本的注意」の項参照)

体重	5kg	10kg	20kg	30kg
アセリオ静注液1000mg	3.75mL	7.5～15mL	20～30mL	30～45mL

(3)乳児,幼児及び小児に対する1回あたりの最大用量はアセトアミノフェンとして500mg,1日あたりの最大用量はアセトアミノフェンとして1500mgである.
■**使用上の注意**　1.慎重投与(次の患者には慎重に投与すること)(1)アルコール多量常飲者[肝障害があらわれやすくなる(「3.相互作用」の項参照).](2)絶食・低栄養状態・摂食障害等によるグルタチオン欠乏,脱水状態のある患者[肝障害があらわれやすくなる.](3)肝障害又はその既往歴のある患者[肝機能が悪化するおそれがある.](4)消化性潰瘍の既往歴のある患者[消化性潰瘍の再発を促すおそれがある.](5)血液の異常又はその既往歴のある患者[血液障害を起こすおそれがある.](6)出血傾向のある患者[血小板機能異常が起こることがある.](7)腎障害又はその既往歴のある患者[腎機能が悪化するおそれがある.](8)心機能異常のある患者[症状が悪化するおそれがある.](9)過敏症の既往歴のある患者(10)気管支喘息のある患者[症状が悪化するおそれがある.](11)高齢者(「2.重要な基本的注意」及び「5.高齢者への投与」の項参照)(12)小児等(「2.重要な基本的注意」及び「7.小児等への投与」の項参照)　2.重要な基本的注意　(1)本剤の使用は,発熱,痛みの程度を考慮し,最小限の投与量及び期間にとどめること.(2)解熱鎮痛剤による治療は原因療法ではなく,対症療法であることに留意すること.原因療法があればこれを行うこと.(3)投与中は患者の状態を十分観察し,副作用の発現に留意すること.本剤の投与直後には経口製剤及び坐剤に比べて血中濃度が高くなることから,過度の体温下降,虚脱,四肢冷却等の発現に特に留意すること.特に高熱を伴う高齢者及び小児等又は消耗性疾患の患者においては,投与後の患者の状態に十分注意すること.(4)高齢者及び小児等では副作用の発現に特に注意し,必要最小限の使用にとどめるなど慎重に投与すること.(5)感染症を不顕性化するおそれがあるので,感染症を合併している患者に対して用いる場合には適切な抗菌剤を併用し,観察を十分に慎重に投与すること.(6)他の消炎鎮痛剤との併用は避けることが望ましい.(7)本剤とアセトアミノフェンを含む他の薬剤(一般用医薬品を含む)との併用により,アセトアミノフェンの過量投与による重篤な肝障害が発現するおそれがあることから,特に総合感冒剤や解熱鎮痛剤等の配合剤を併用する場合は,アセトアミノフェンが含まれていないか確認し,含まれている場合は併用を避けること,また,アセトアミノフェンを含む他の薬剤と併用しないよう患者に指導すること(「警告(2)」及び「8.過量投与」の項参照).(8)アセトアミノフェンの高用量投与により副作用として腹痛・下痢がみられることがある.本剤においても同様の副作用があらわれるおそれがあり,疼痛又は発熱の原疾患に伴う消化器症状と区別できないおそれがあるので,観察を十分行い慎重に投与すること.(9)重篤な肝障害が発現するおそれがあるので注意すること.1日総量1500mgを超す高用量で長期投与する場合には定期的に肝機能検査を行い,患者の状態を十分に観察すること.高用量でなくとも長期投与する場合においても肝機能検査を行うことが望ましい.また,高用量で投与する場合などは特に患者の状態を十分に観察するとともに,異常が認められた場合には,減量,休薬等の適切な措置を講ずること.　3.相互作用　併用注意(併用に注意すること)　薬剤名等:アルコール(飲酒),クマリン系抗凝血剤/ワルファリン,イソニアジド,カルバマゼピン/フェノバルビタール/フェニトイン/プリミドン/リファンピシン　4.副作用　国内において,本剤の有効性,安全性を検証する臨床試験は行われていない.(1)重大な副作用　1)ショック,アナフィラキシー(頻度不明):ショック,アナフィラキシー(呼吸困難,全身紅潮,血管浮腫,蕁麻疹等)があらわれることがあるので,観察を十分に行い,異常が認められた場合には直ちに投与を中止し,適切な処置を行うこと.　2)中毒性表皮壊死融解症(Toxic Epidermal Necrolysis:TEN),皮膚粘膜眼症候群(Stevens-Johnson症候群),急性汎発性発疹性膿疱症(頻度不明):中毒性表皮壊死融解症,皮膚粘膜眼症候群,急性汎発性発疹性膿疱症があらわれることがあるので,観察を十分に行い,異常が認められた場合には投与を中止し,適切な処置を行うこと.　3)喘息発作の誘発(頻度不明):喘息発作を誘発することがある.　4)劇症肝炎,肝機能障害,黄疸(頻度不明):劇症肝炎,AST(GOT),ALT(GPT),γ-GTPの上昇等を伴う肝機能障害,黄疸があらわれることがあるので,観察を十分に行い,異常が認められた場合には投与を中止し,適切な処置を行うこと.　5)顆粒球減少症(頻度不明):顆粒球減少症があらわれることがあるので,観察を十分に行い,異常が認められた場合には投与を中止し,適切な処置を行うこと.　6)間質性肺炎(頻度不明):間質性肺炎があらわれることがあるので,観察を十分に行い,咳嗽,呼吸困難,発熱,肺音の異常等が認められた場合には,速やかに胸部X線,胸部CT,血清マーカー等の検査を実施すること.異常が認められた場合には投与を中止し,副腎皮質ホルモン剤の投与等の適切な処置を行うこと.　7)間質性腎炎,急性腎不全(頻度不明):間質性腎炎,急性腎不全があらわれることがあるので,観察を十分に行い,異常が認められた場合には投与を中止し,適切な処置を行うこと.

●その他の使用上の注意等につきましては、製品添付文書をご参照ください。

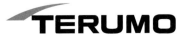

製造販売元　テルモ株式会社
〒151-0072　東京都渋谷区幡ヶ谷2丁目44番1号　http://www.terumo.co.jp/
資料請求先　テルモ株式会社　コールセンター
〒151-0072　東京都渋谷区幡ヶ谷2丁目44番1号　0120-12-8195 (平日9:00～17:45受付)

TERUMOはテルモ株式会社の商標です。　acelio、アセリオはテルモ株式会社の登録商標です。　©テルモ株式会社 2014年12月

2014年12月作成

好評刊

好評発売中!
姉妹編
Manual of PHYSICIANS
内科診療実践マニュアル

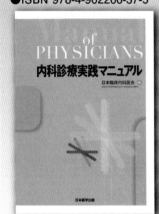

- 日本臨床内科医会編
- B5判／832頁
- 定価(本体価格8000円+税)
- ISBN 978-4-902266-37-5

Manual of PHYSICIANS
内科処方実践マニュアル
使い分けとさじ加減

日本臨床内科医会 編
JAPAN PHYSICIANS ASSOCIATION

■ B5判／552頁
■ 定価(本体価格 5,200円+税)
■ ISBN 978-4-902266-76-4

対象 実地医家・臨床医

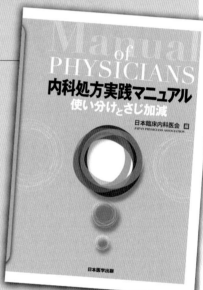

内容

❖ 日本臨床内科医会編集。
❖ 実践的な『処方マニュアル』を内科診療の第一線で活躍中の85名の専門家が執筆。
❖ 日常診療で役立つ『使い分けとさじ加減』を重視した内容とした。
❖ 本書は実践的な「診療」マニュアルである「内科診療実践マニュアル」の目次・執筆者に準拠した姉妹編。

Contents

「総論」
処方箋の書き方／剤型の特徴／服用時間／薬物相互作用／治療薬物のモニタリング(TDM)／性差、年齢差(超高齢者、小児)／腎機能低下時の処方／特殊な薬物(麻薬、予防接種、禁煙治療、漢方薬)／医療制度(薬事法・救済制度・OTCと後発品・情報検索)／妊娠・授乳期の薬物投与時の注意 妊婦に処方できる薬物／薬物依存

「処方編」
A. 循環器疾患
本態性高血圧・低血圧・虚血性心疾患・不整脈・心不全・心筋炎・心筋症・閉塞性動脈硬化症・急性肺血栓塞栓症・慢性肺血栓塞栓症・大動脈解離

B. 呼吸器疾患
かぜ症候群／インフルエンザ／鼻アレルギー(花粉症)／市中肺炎／マイコプラズマ肺炎／肺結核／非結核性抗酸菌症／8.気管支拡張症／気管支喘息／慢性閉塞性肺疾患(COPD)／間質性肺炎(特発性、膠原病性)／過換気症候群／誤嚥性肺炎／その他のまれな呼吸器疾患

C. 消化器疾患
口内炎・舌炎／逆流性食道炎、食道炎／消化性潰瘍／胃炎／急性腸炎／食中毒／過敏性腸症候群／炎症性腸疾患

D. 肝・胆・膵疾患
ウイルス性肝炎(A,B,C 型肝炎)／自己免疫性肝炎(Autoimmune Hepatitis；AIH)／非アルコール性脂肪性肝疾患(NAFLD)・非アルコール性脂肪性肝炎(NASH)／原発性胆汁性肝硬変症(Primary Biliary Cirrhosis；PBC)／アルコール性肝障害／薬物性肝障害／肝硬変症／胆石・胆嚢炎／膵炎

E. 代謝・内分泌疾患
糖尿病／脂質異常症／高尿酸血症、痛風／甲状腺疾患／更年期障害／メタボリックシンドローム／その他の内分泌疾患

F. 腎疾患
慢性腎臓病(CKD)／IgA 腎症／ネフローゼ症候群／腎不全／電解質異常／尿路感染症／尿路結石

G. 神経疾患
脳炎・髄膜炎／脳血管障害の一次、二次予防／パーキンソン病／本態性振戦／多発性硬化症／脊髄小脳変性症／重症筋無力症／多発性筋炎／多発性ニューロパチー／神経痛／てんかん／めまい／頭痛／不安障害(不安神経症)(含自律神経失調症)／うつ病／睡眠障害

H. 血液疾患
鉄欠乏性貧血／高齢者の貧血、大球性貧血、腎性貧血、再生不良性貧血／その他の貧血：白血病、骨髄腫、骨髄異形成症候群／出血傾向一紫斑病と血液凝固／溶血性貧血

I. 骨・関節・免疫疾患
関節リウマチ(RA)／関節リウマチ以外の膠原病／骨粗鬆症／変形性膝関節症／アナフィラキシー／強直性脊椎炎／線維筋痛症

J. 介護
褥瘡／認知症・アルツハイマー病／排尿障害一頻尿・失禁・神経因性膀胱〈高齢者の脱水症〉〈高齢者の便秘〉〈高齢者の服薬管理〉／在宅リハビリテーションにおける指示書について

K. 感染症、寄生虫
帯状疱疹／梅毒／原虫症・寄生虫／後天性免疫不全症候群(AIDS)／レジオネラ肺炎

L. その他
がん性疼痛／関節痛(初期対応)／熱中症／脱水症／咳・痰／摂食障害／腹満・鼓腸／便秘／下痢

M. 耳鼻科領域
急性扁桃炎／急性喉頭蓋炎

N. 皮膚科領域
蕁麻疹、薬疹、湿疹など

O. 泌尿器科領域
過活動膀胱／前立腺肥大症・前立腺がん／ED (Erectile dysfunction：勃起不全)

P. がん
がん治療の考え方／前立腺がん／乳がん／子宮がん

Q. 生活習慣病に対する療養指導
生活習慣病の食事療法／生活習慣病の運動療法

★ 治療については、姉妹編の「内科診療実践マニュアル」(日本臨床内科医会編、日本医学出版)を参照し、合わせてご活用ください。

JMP 株式会社 日本医学出版
〒113-0033 東京都文京区本郷3-18-11 TYビル5F
TEL：03-5800-2350　FAX：03-5800-2351

日本医学出版の最新刊や書籍情報は　http://www.jmps.co.jp

先進医療 NAVIGATOR

[編集] 先進医療フォーラム

- A4変形／190頁／2色・一部4色カラー
- 定価（本体価格4,500円＋税）
- ISBN 978-4-902266-73-3

本書は先進医療の第一線に立つ諸先生方のご執筆による、先進医療の全てを網羅した、これからの医療のNAVIGATORである。

髙久史麿先生の巻頭文をはじめ、iPS細胞を用いた再生医療、先進医療治療の実際（がん・人工臓器・移植）、診療科別の先進医療、治療装置の実例紹介、最新製品レビュー、先進医療の技術の概要と実施している医療機関一覧　を掲載。

執筆者

山中　伸弥先生　ノーベル医学・生理学賞 受賞
　　　　　　　　　京都大学iPS細胞研究所 所長
猿田　享男先生　先進医療専門家会議　座長
田中　紘一先生　公益財団法人神戸国際医療交流財団 理事長
澤　　芳樹先生　大阪大学大学院医学系研究科心臓血管外科教授
をはじめとした、著名な64名の執筆陣

対象　医療に携わる全ての方。先進医療に興味のある方、患者さん。

CONTENTS

第1章　先進医療の最前線
1.先進医療とは／2.先進医療の動向と課題

第2章　先進医療治療の実際
がん
1.総論／2.化学療法／3.放射線治療／4.外科療法／5.免疫療法　原発性肺がん術後補助療法における化学療法と樹状細胞、活性化リンパ球の第Ⅲ相比較試験／6.高密度焦点式超音波療法
人工臓器
1.心臓弁・血管／2.内耳／3.人工心臓の進歩
移植
1.総論／2.肝移植／3.腎移植／4.小腸
診療科別先進医療
1.大動脈瘤ステントグラフト／2.産婦人科／3.小児科／4.整形外科　先進医療の概要／5.整形外科　磁性化幹細胞、CD133陽性細胞と外磁場装置を用いた再生医療／6.眼科領域の遺伝子治療／7.耳鼻科／8.神経／9.生体恒常性維持システムとしてのオートファジー

第3章　再生医療
1.心筋再生医療の可能性と将来／2.心筋細胞　幹細胞とティッシュエンジニアリング／3.iPS細胞／4.iPS細胞（パーキンソン病）／5.iPS細胞を用いた脊髄損傷の再生医療／6.iPS細胞を用いた網膜の再生医療／7.角膜上皮の再生治療法

第4章　先進医療治療装置実例紹介
1.カプセル内視鏡／2.「腹壁吊り上げ内視鏡手術」器械器具の開発／3.サイバーナイフ　CyberKnife(CK)／4.がんの重粒子線治療法／5.da　Vinci／6.低出力体外衝撃波治療／7.和温療法

第5章　先進医療の各技術の概要
1.先進医療の概要／2.先進医療の各技術の概要／3.先進医療を実施している医療機関の一覧

第6章　最新製品レビュー
内視鏡システムLASEREOシステム
和温療法器　CTW-5000　技術仕様書

JMP　株式会社 日本医学出版
〒113-0033 東京都文京区本郷 3-18-11 TYビル 5F
TEL：03-5800-2350　FAX：03-5800-2351

日本医学出版の最新刊や書籍情報は　http://www.jmps.co.jp

特定非営利活動法人先進医療フォーラム

名誉会長	髙久	史麿	日本医学会会長
理 事 長	大坪	修	東都医療大学理事長，一般財団法人健康医学協会理事長
理 事	奥村	康	順天堂大学教授
理 事	小宮山	宏	株式会社三菱総合研究所理事長
理 事	佐藤	潔	順天堂大学特任教授
理 事	澤	芳樹	大阪大学大学院医学系研究科外科学講座心臓血管外科学教授
理 事	田尻	孝	日本医科大学学長
理 事	田中	紘一	神戸国際フロンティアメディカルセンター理事長
理 事	戸山	芳昭	慶應義塾常任理事，慶應義塾大学医学部整形外科教授
理 事	馬場	忠雄	医療法人友仁会理事
理 事	幕内	雅敏	日本赤十字社医療センター院長
理 事	矢崎	義雄	国際医療福祉大学総長
理 事	横倉	義武	日本医師会会長
監 事	加藤	久豊	富士フイルムメディカル株式会社元会長
監 事	鈴木	稔巳	公認会計士
監 事	中島	正治	東京海上日動火災保険株式会社顧問
顧 問	福地	茂雄	アサヒグループホールディングス株式会社相談役，新国立劇場運営財団理事長，東京芸術劇場館長

がん先進医療 NAVIGATOR

発　行　2015 年 5 月 20 日　初版第 1 刷発行

編　集　先進医療フォーラム

監　修　堀田知光

発行人　渡部新太郎

発行所　株式会社 日本医学出版
　　　　〒113-0033　東京都文京区本郷 3-18-11　TY ビル 5F
　　　　電話　03-5800-2350　FAX　03-5800-2351

装　丁　小松　昭（Rize）

印刷所　三報社印刷株式会社

ⓒ Advanced Medicine Forum, 2015

ISBN978-4-86577-006-3　　　　　　　　　　　Printed in Japan

乱丁・落丁の場合はおとりかえいたします。

本書の複製権・翻訳権・上映権・譲渡権・公衆送信権（送信可能化権を含む）は，㈱日本医学出版が保有します。

JCOPY ＜㈳出版者著作権管理機構委託出版物＞
本書の無断複写は著作権法上での例外を除き禁じられています．複写される場合は，そのつど事前に，㈳出版者著作権管理機構（電話 03-3513-6969，FAX 03-3513-6979，info@jcopy.or.jp）の許諾を得てください．